Superpoteri – Pompe!
Edizione Italiana

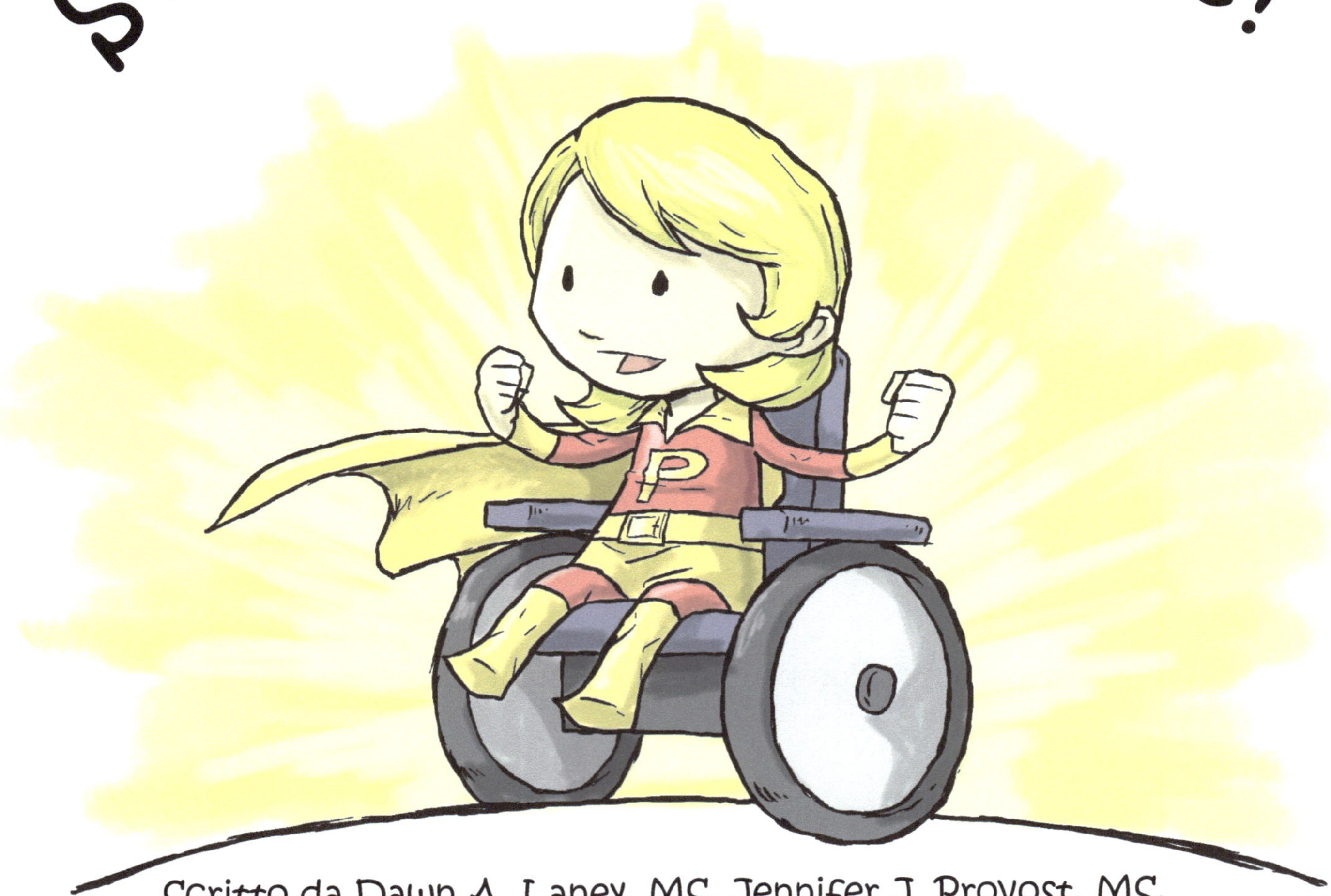

Scritto da Dawn A. Laney, MS, Jennifer J. Provost, MS, e Eleanor G. Botha, MS

Illustrato da Michael J. Johnson

Traduzione a cura di Associazione Italiana Glicogenosi

Nota: Questo libro, oltre a raccontare una bella storia, presenta anche delle immagini da colorare. Se ti piacesse avere ricevere ulteriori immagini in bianco e nero pronte ad essere colorate, per favore scrivi a Dawn Laney, dawn.laney@emory.edu o chiama 001-404-778-8518 (numero statunitense).

Super Pompe Powers, seconda edizione

Copyright © 2017 Dawn A. Laney
Libro ideato da Rokkit Marketing
Tutti i diritti riservati.

ISBN-13: 978-1981309054
ISBN-10: 1981309055

Per tutti i supereroi di Emory del passato, presente e futuro.

Non si può mai dire chi sia qualcuno solo guardandolo...

Mi chiamo Elena e sono una

supereroina!

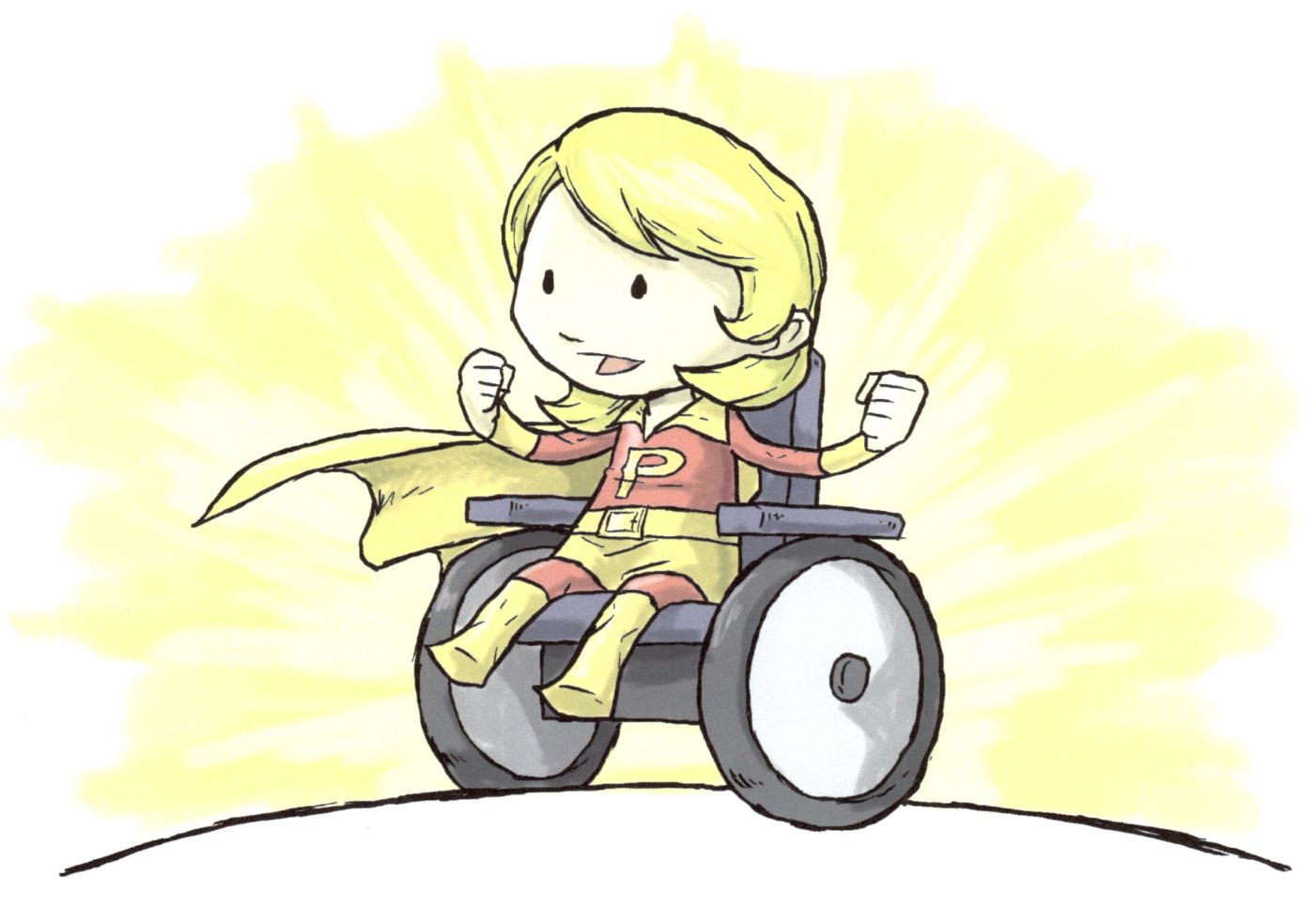

I miei superpoteri sono il coraggio,
la pazienza e la speranza.

Posso fare così tanto con i miei poteri!

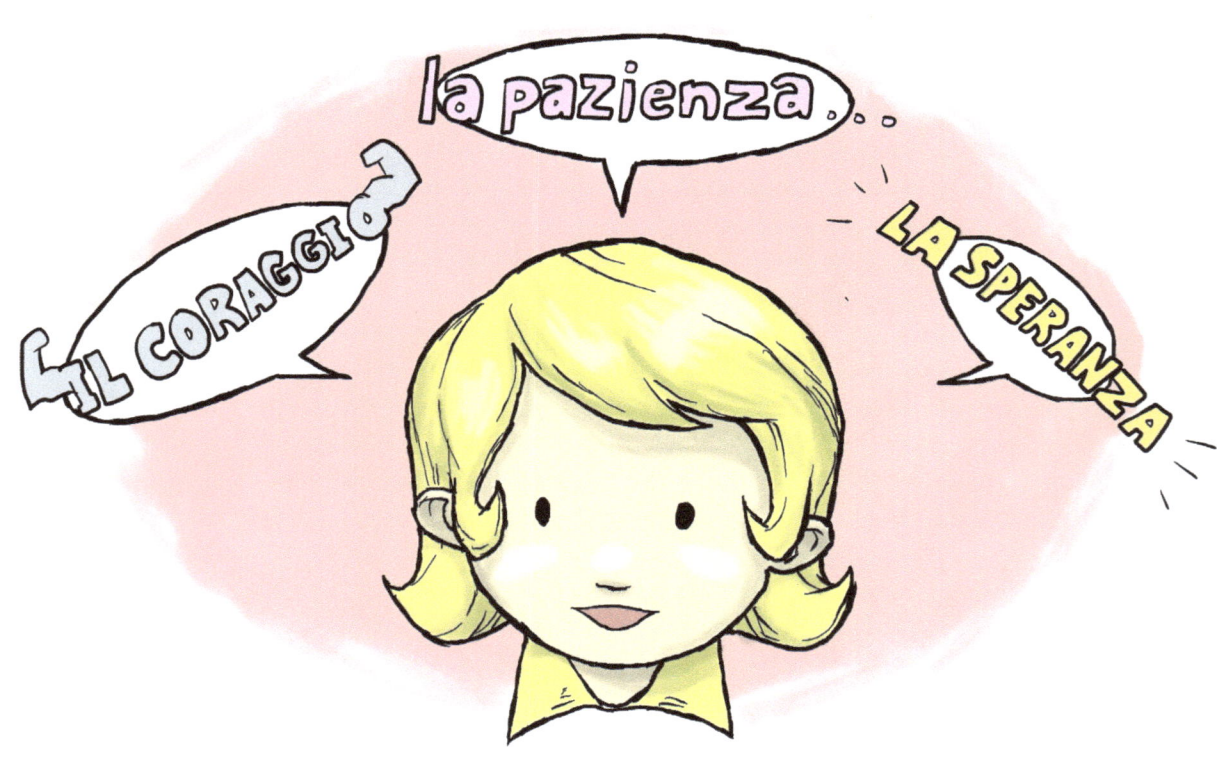

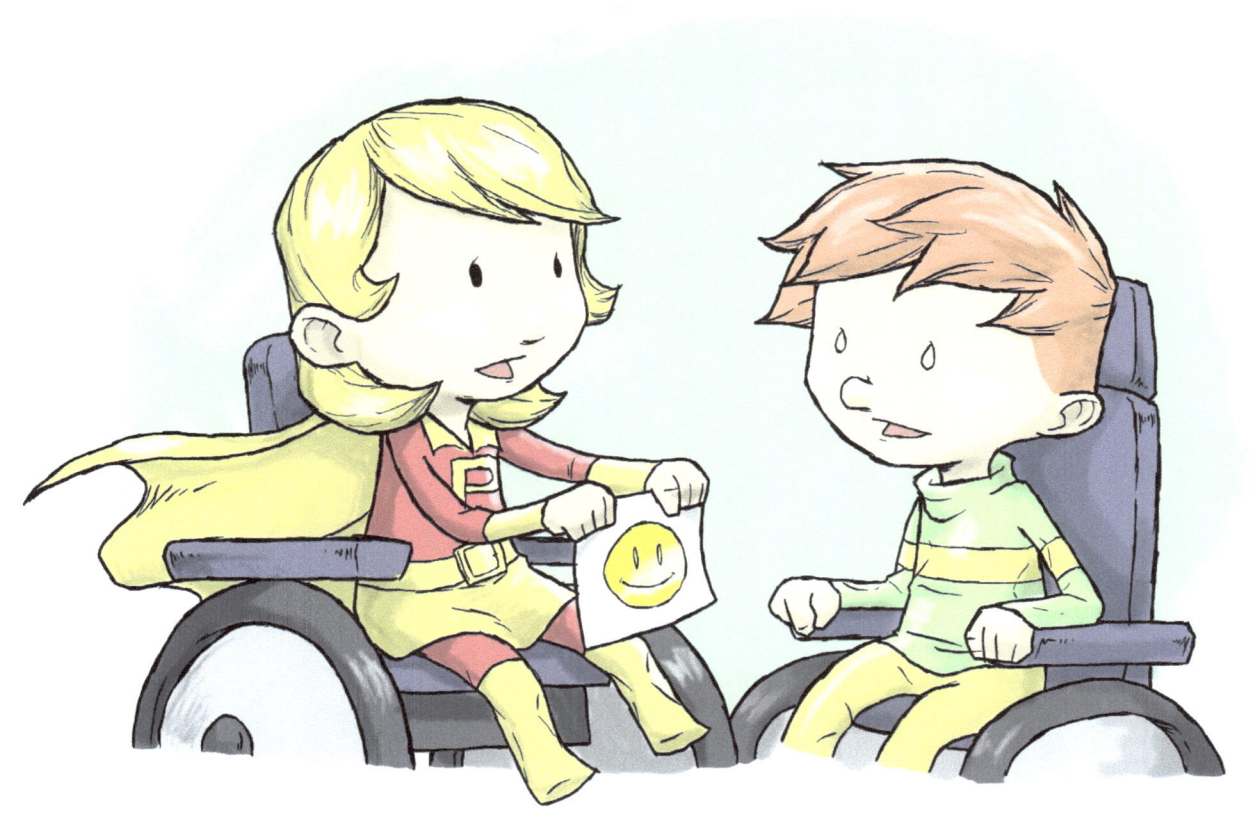

Posso sollevare il morale di qualcuno con un sorriso.

Posso precipitarmi a dare una mano a chi è nei guai.

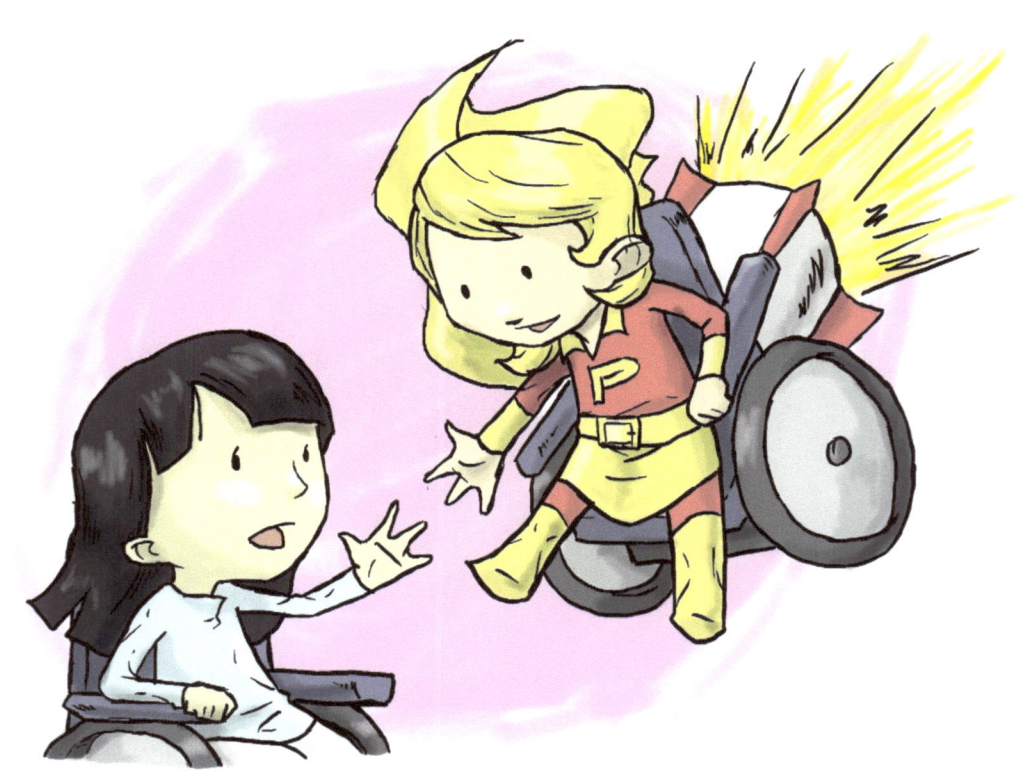

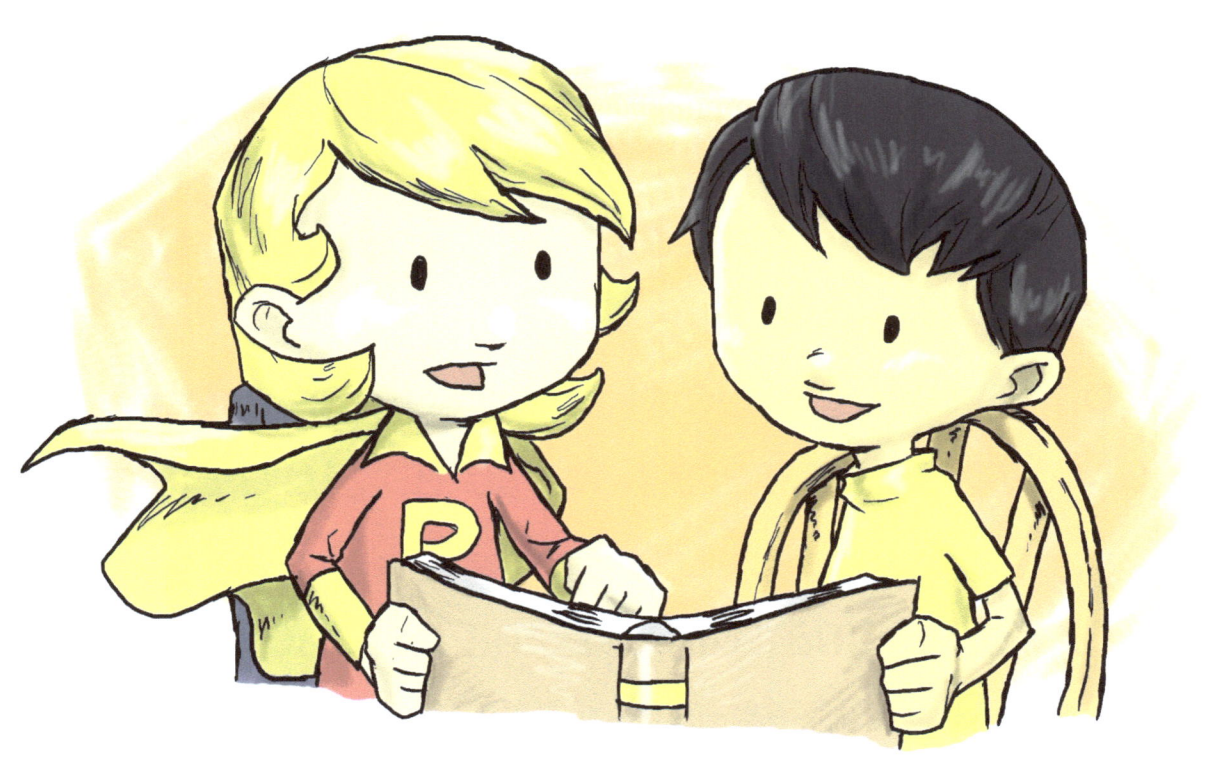

Posso aiutare le persone a capire concetti difficili. Questi sono GRANDI superpoteri!

Come ho ricevuto i miei superpoteri?

Non è stato grazie al morso di un insetto radioattivo o all'essere nata su un altro pianeta.

Io sono una supereroina perché ho **la malattia di Pompe**.

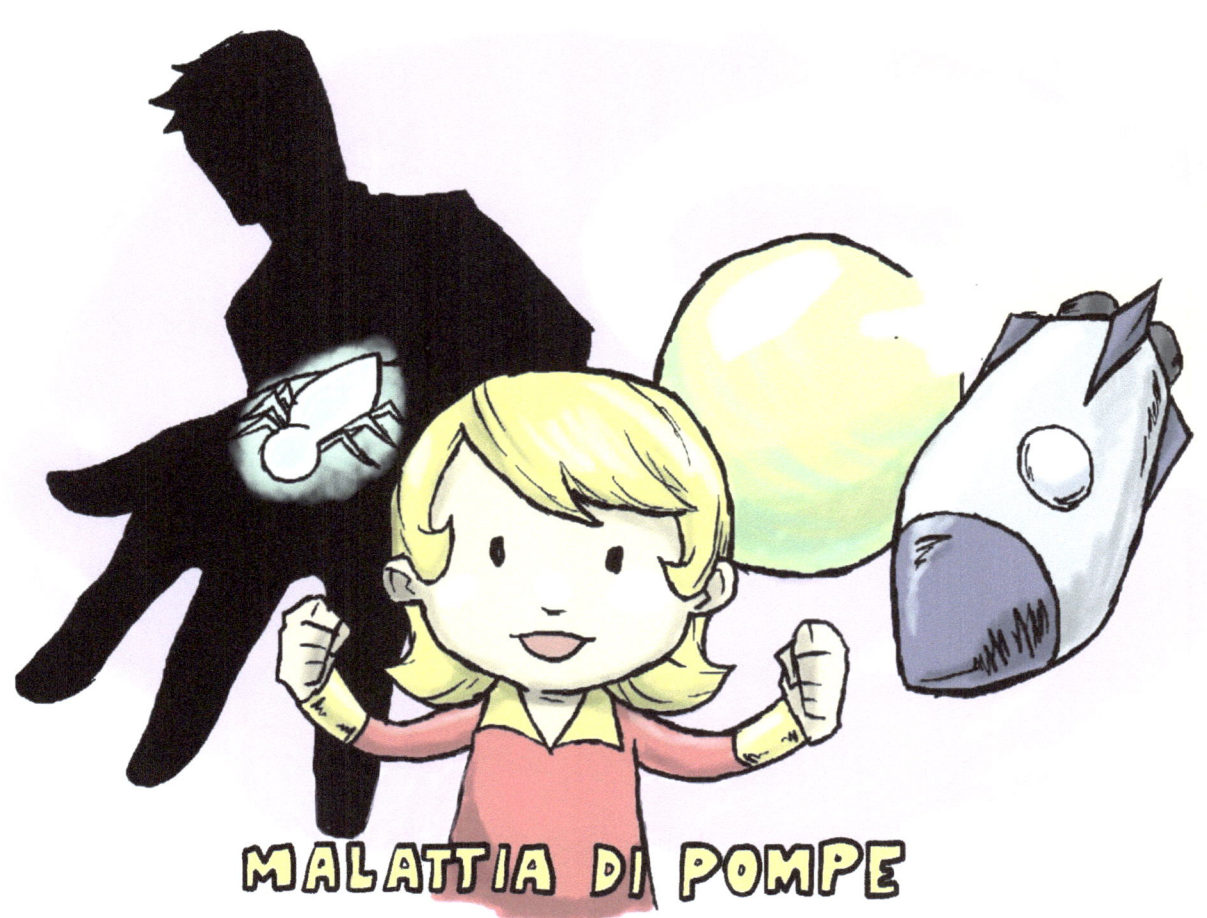

Avere la malattia di Pompe significa che quando ero una bambina piccola, ero molto malata.

Il mio cuore era TROPPO grande e i miei muscoli TROPPO deboli.

Mangiare era difficile per me.

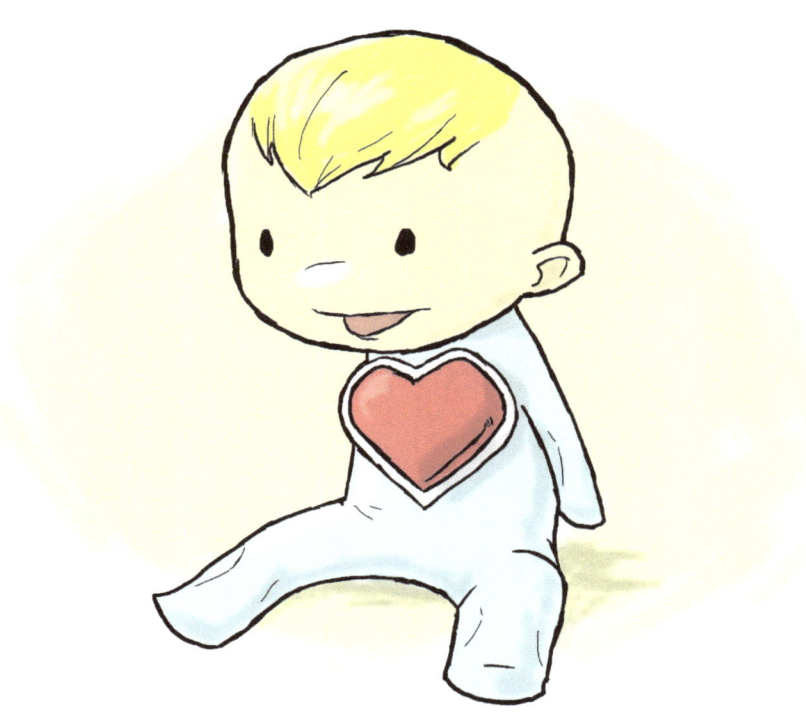

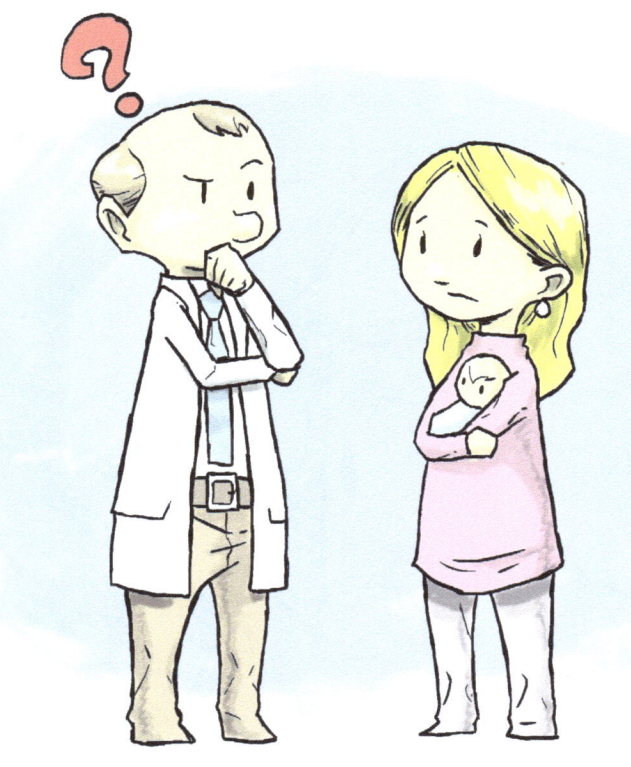

Ci volle un po' di tempo affinché i dottori capissero cosa non andava, ma alla fine scoprirono che avevo la malattia di Pompe.

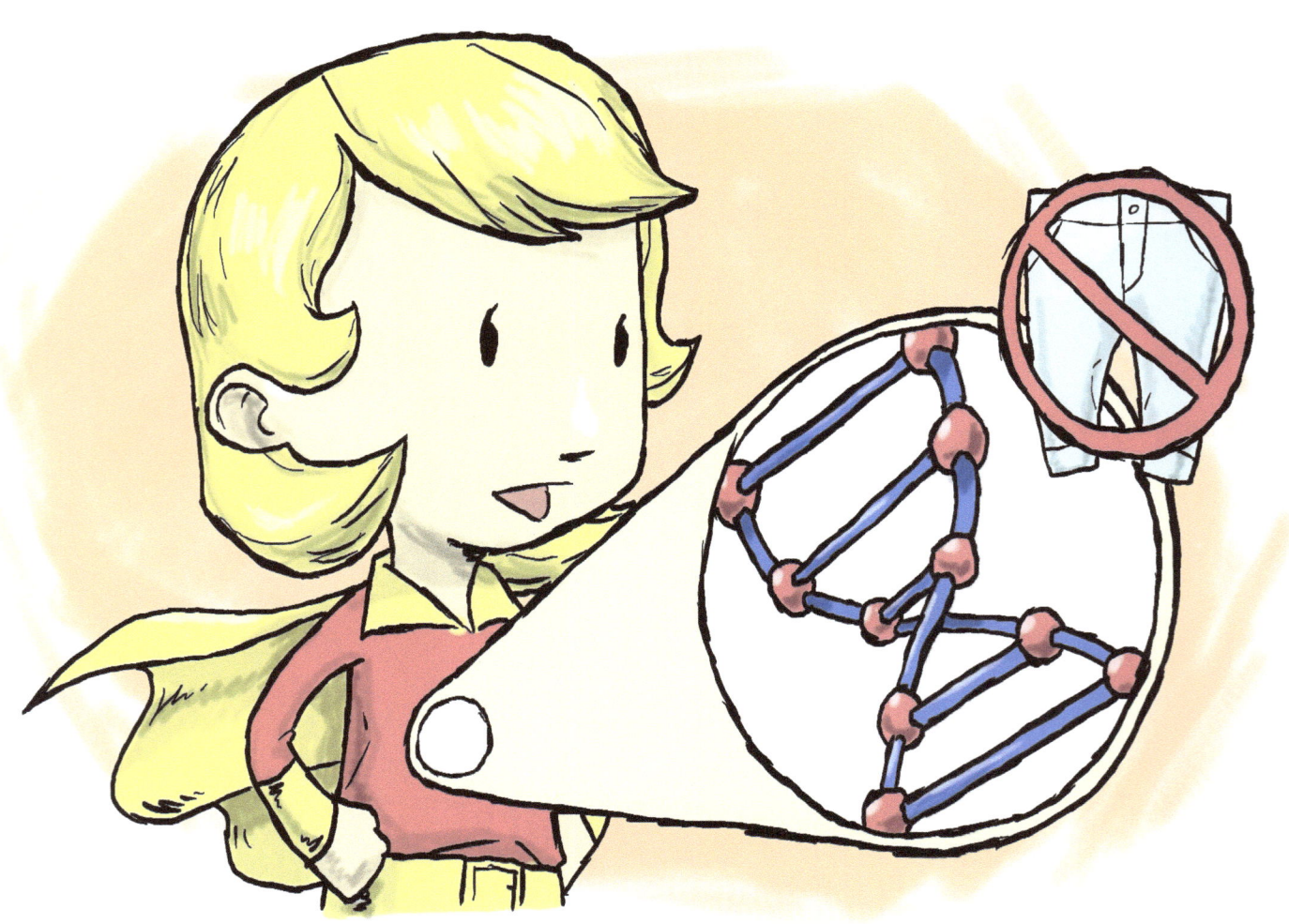

La malattia di Pompe non è qualcosa che si prende come un raffreddore.

La malattia di Pompe è una condizione *genetica*, che vuol dire che ce l'avevo anche prima di nascere.

Allora come l'ho presa? È nei miei *geni*!

No, non nei geni della lampada!
In quelli delle mie cellule!

I geni sono le istruzioni che dicono all'organismo come crescere e funzionare.

Alcune volte c'è bisogno di due copie funzionanti di un gene per dire al corpo cosa fare. Altre volte ne basta una sola.

Il gene chiamato GAA ha bisogno almeno di una copia funzionante per dire al corpo come funzionare al meglio.

La mia mamma ha una sola copia funzionante del gene GAA. Dal momento che il gene GAA è sufficiente per dire al suo corpo cosa fare, lei può correre per chilometri.

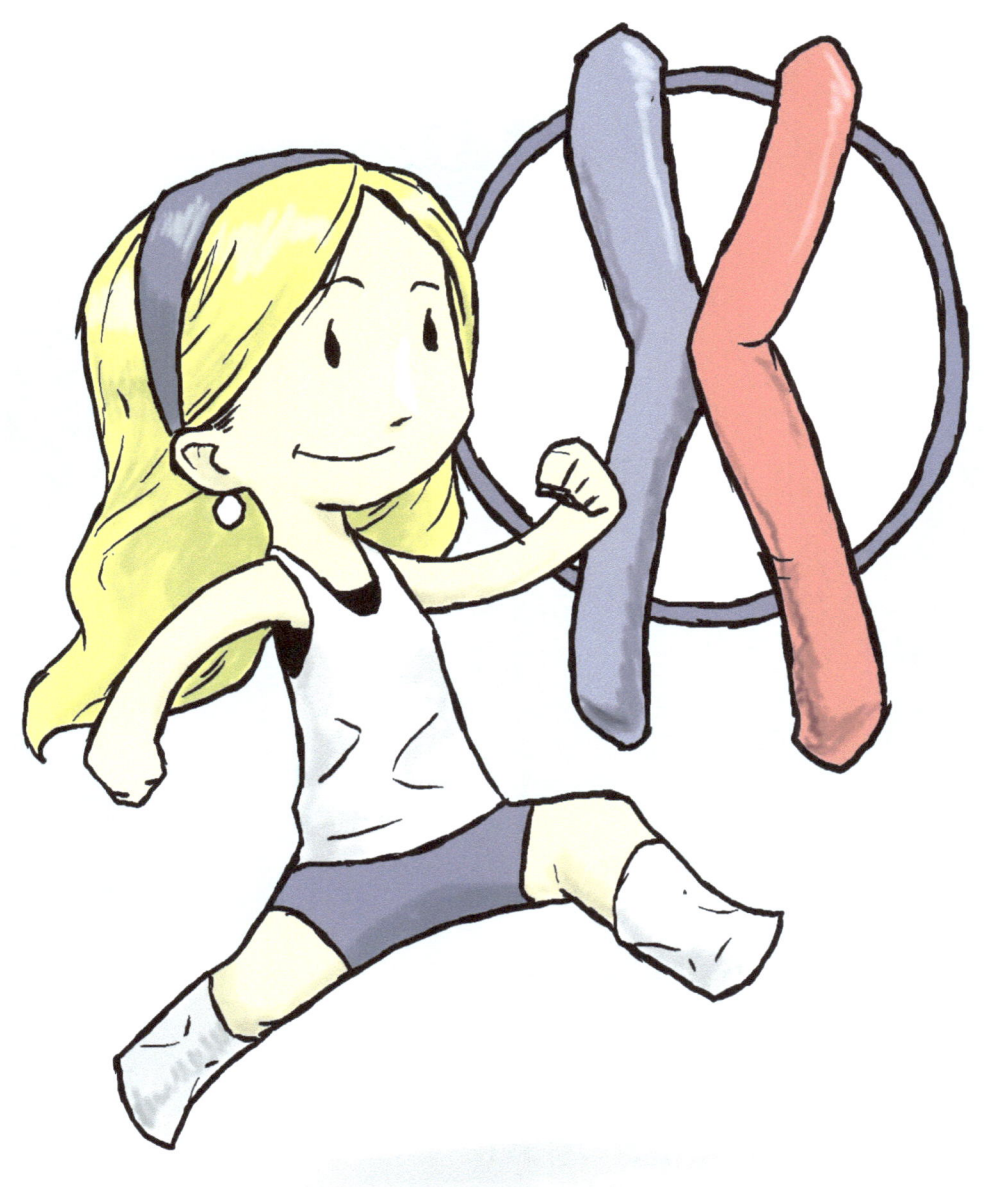

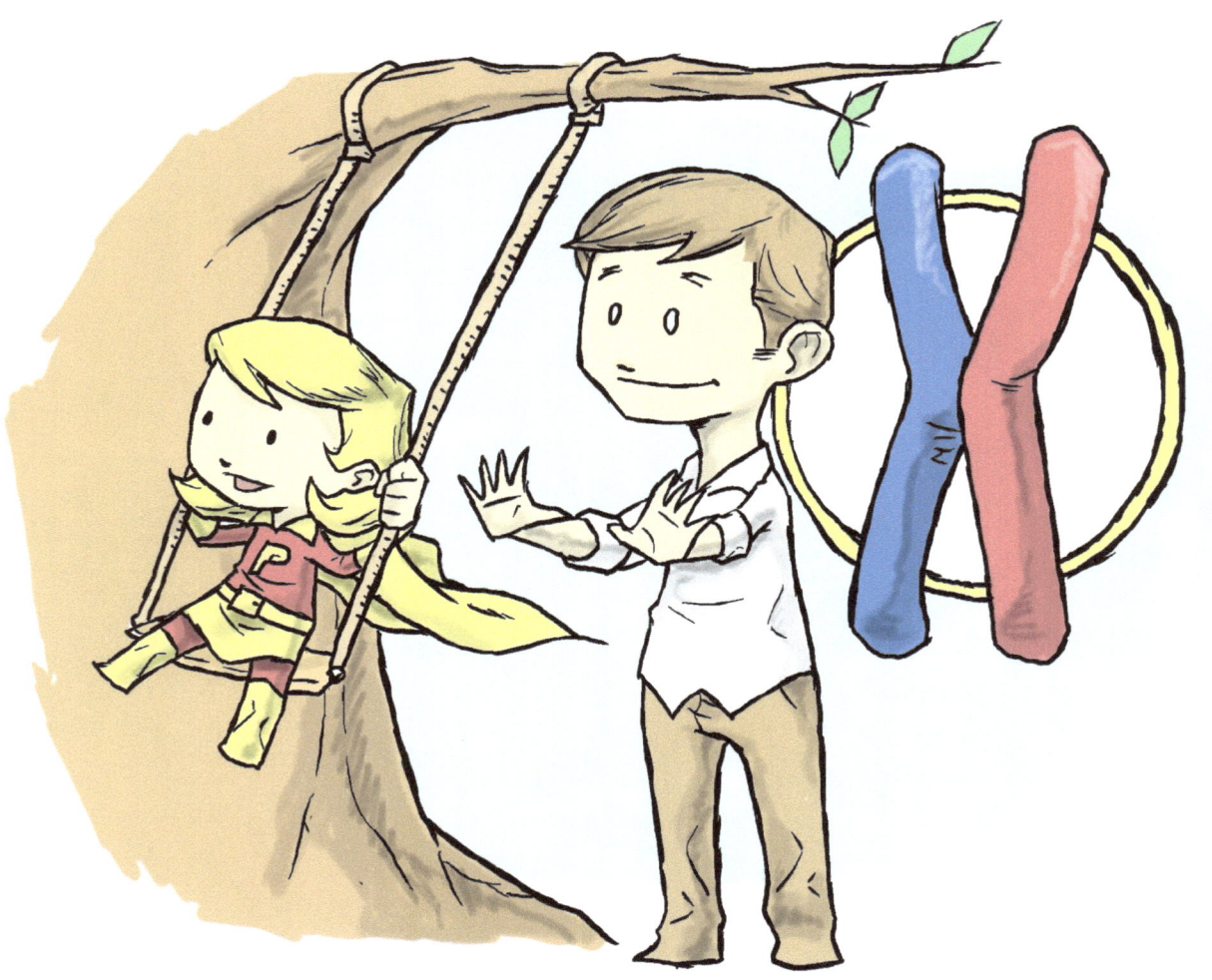

Il mio papà ha una sola copia funzionante del gene GAA. Dal momento che il gene GAA è sufficiente per dire al suo corpo cosa fare, lui mi può spingere sull'altalena per ore.

Però quando mamma e papà hanno passato i loro geni GAA a me, mi hanno ENTRAMBI passato la loro copia del gene GAA che non funzionava. Questo significa che i miei geni GAA non sono in grado di dire al mio corpo come funzionare e così io ho la malattia di Pompe.

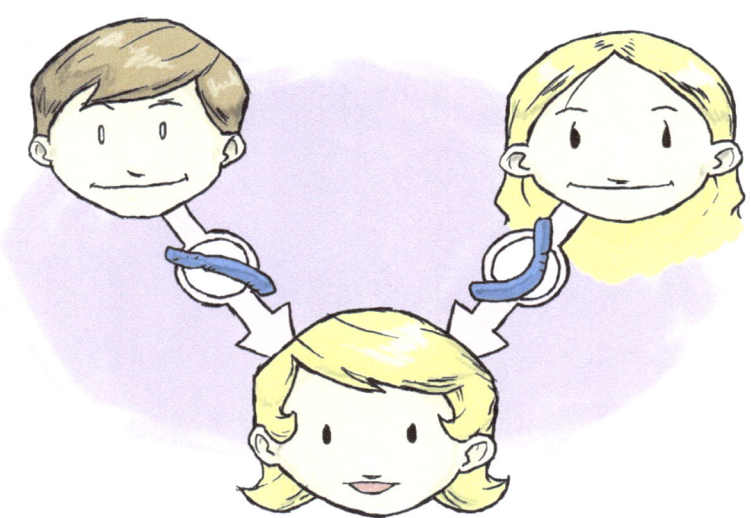

I miei genitori non hanno scelto quale dei loro geni passarmi, è stato solo il caso a farmi avere due geni GAA che non funzionano.

La mia mamma e il mio papà non per forza trasmettono ogni volta i geni GAA che non funzionano ai loro bambini. Ecco, questo è mio fratello Giacomo! Nessun superpotere-Pompe per lui. Lui è proprio come i miei genitori. Ha solo un gene GAA che funziona e uno che non funziona.

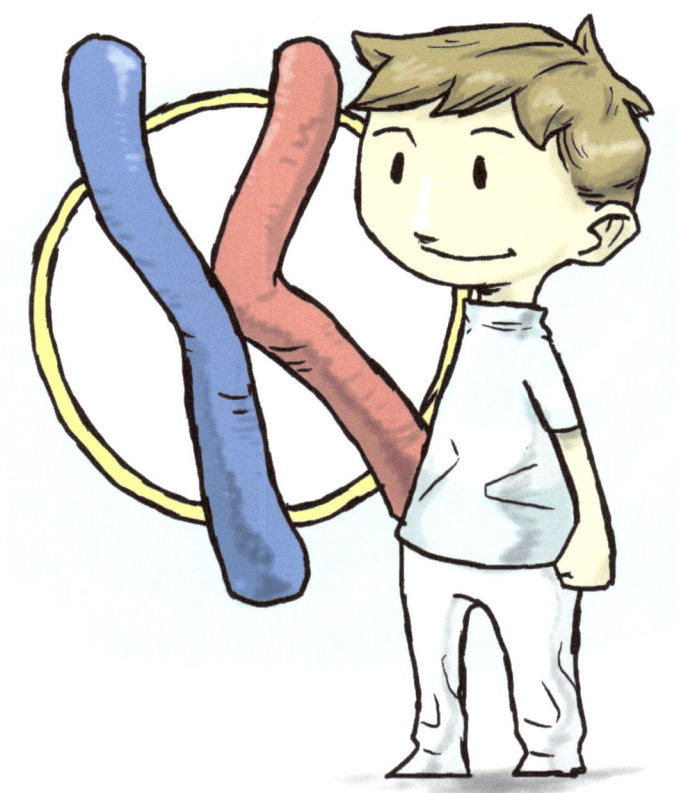

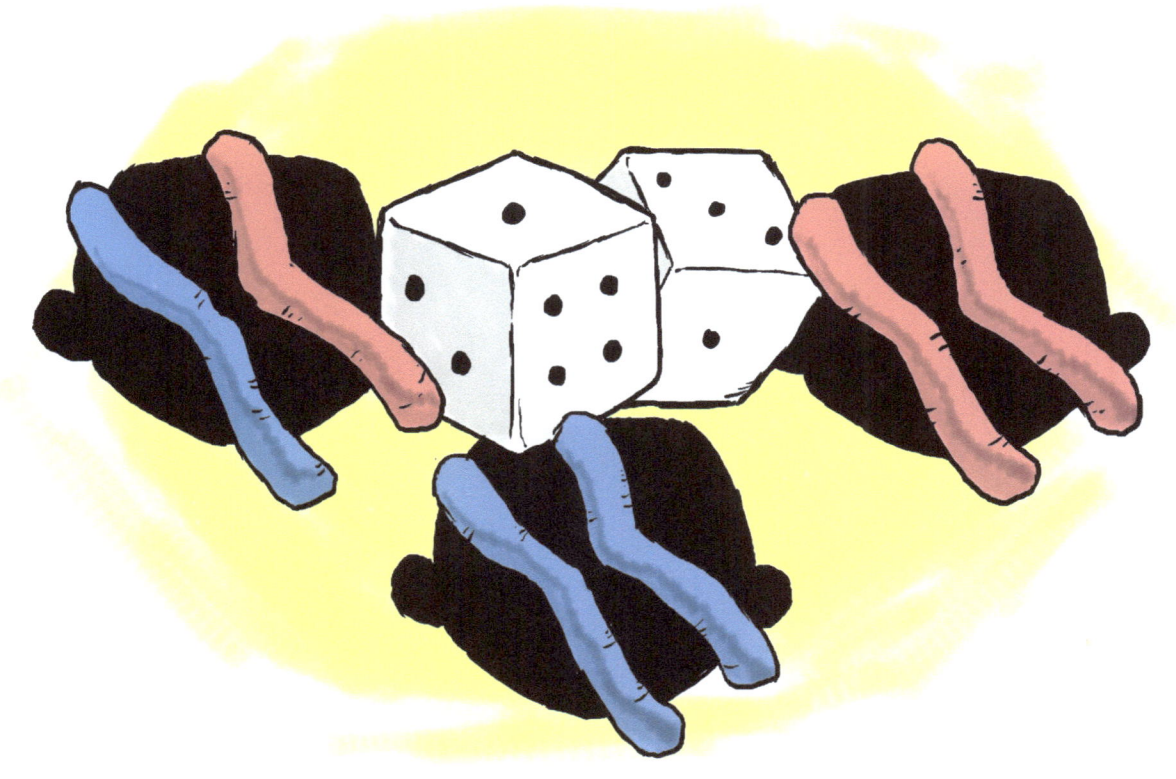

È come tirare un dado. Se avessi altri fratelli o sorelle, loro potrebbero avere la malattia di Pompe oppure essere proprio come i miei genitori e mio fratello, o anche avere due copie funzionanti del gene GAA. Non è divertente?

Ma allora cosa significa avere la malattia di Pompe?

Avere la malattia di Pompe significa che i miei muscoli accumulano un sacco di schifezze dentro le miei cellule. Queste schifezze non si possono vedere, ma fanno sì che i mie muscoli non lavorino così bene come vorrei.

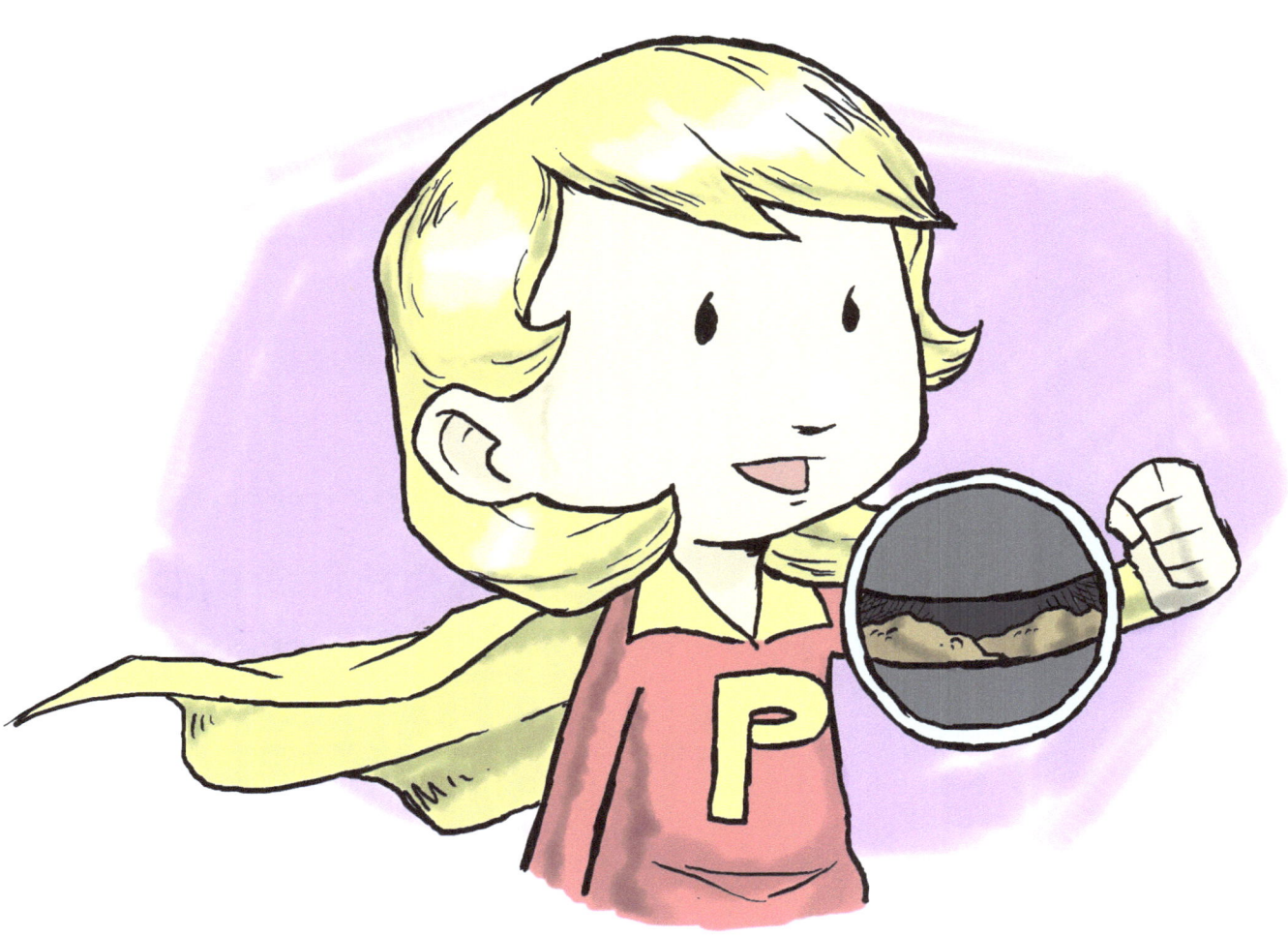

Le mie gambe non sono abbastanza forti da farmi correre nelle gare.

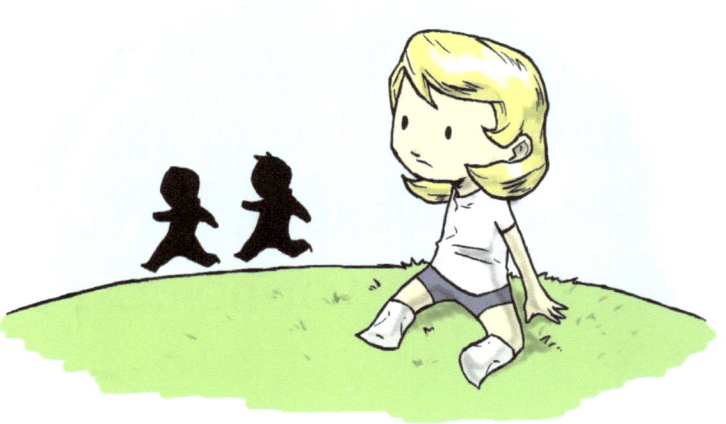

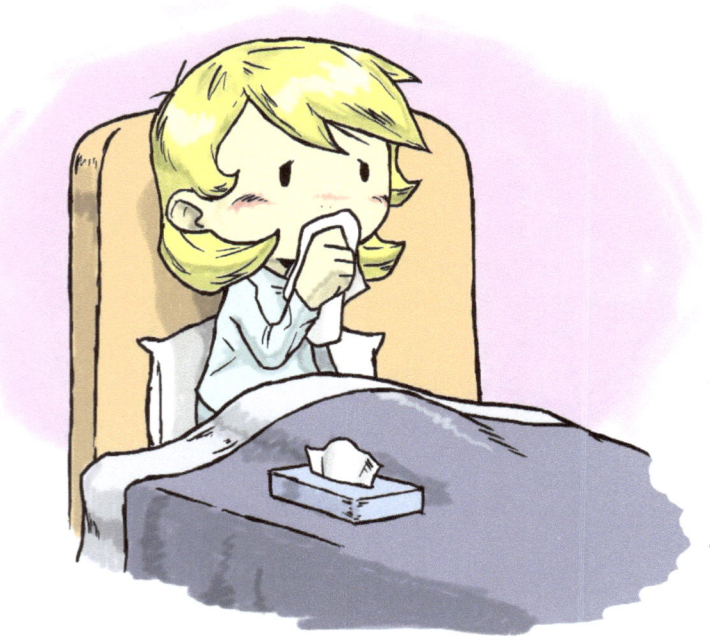

Quando prendo un raffreddore, può essere difficile per me respirare.

Qualche volta le mie parole non sono così chiare come vorrei.

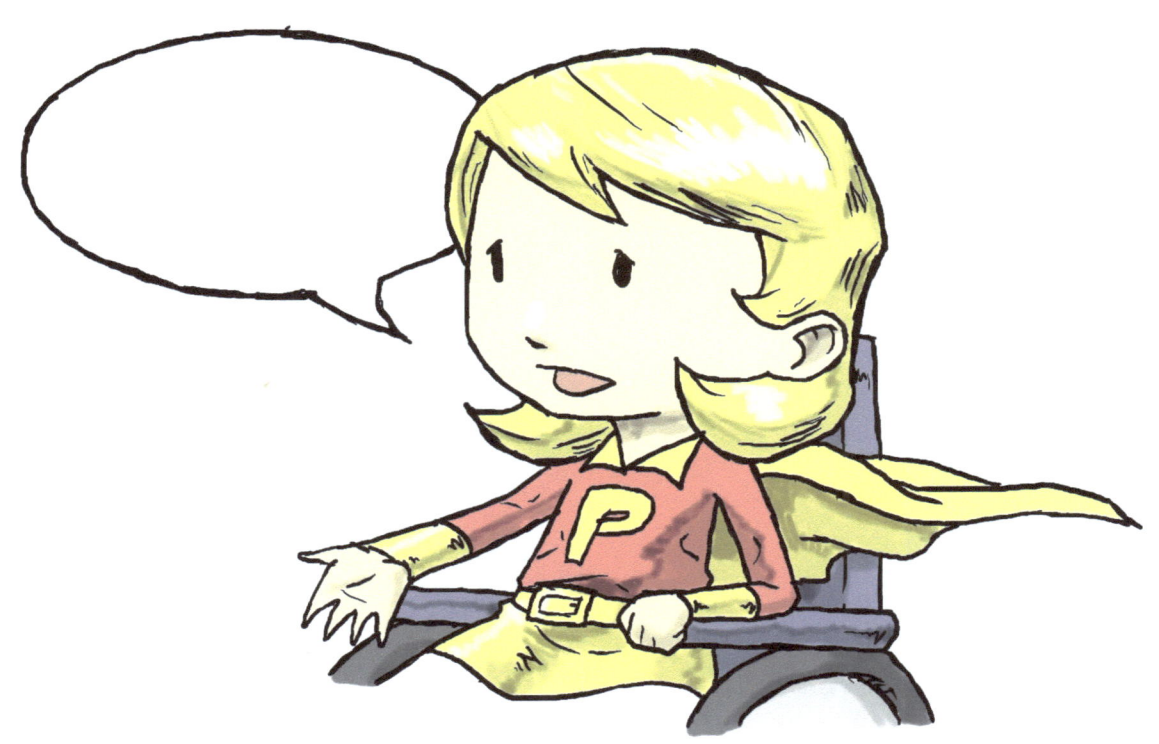

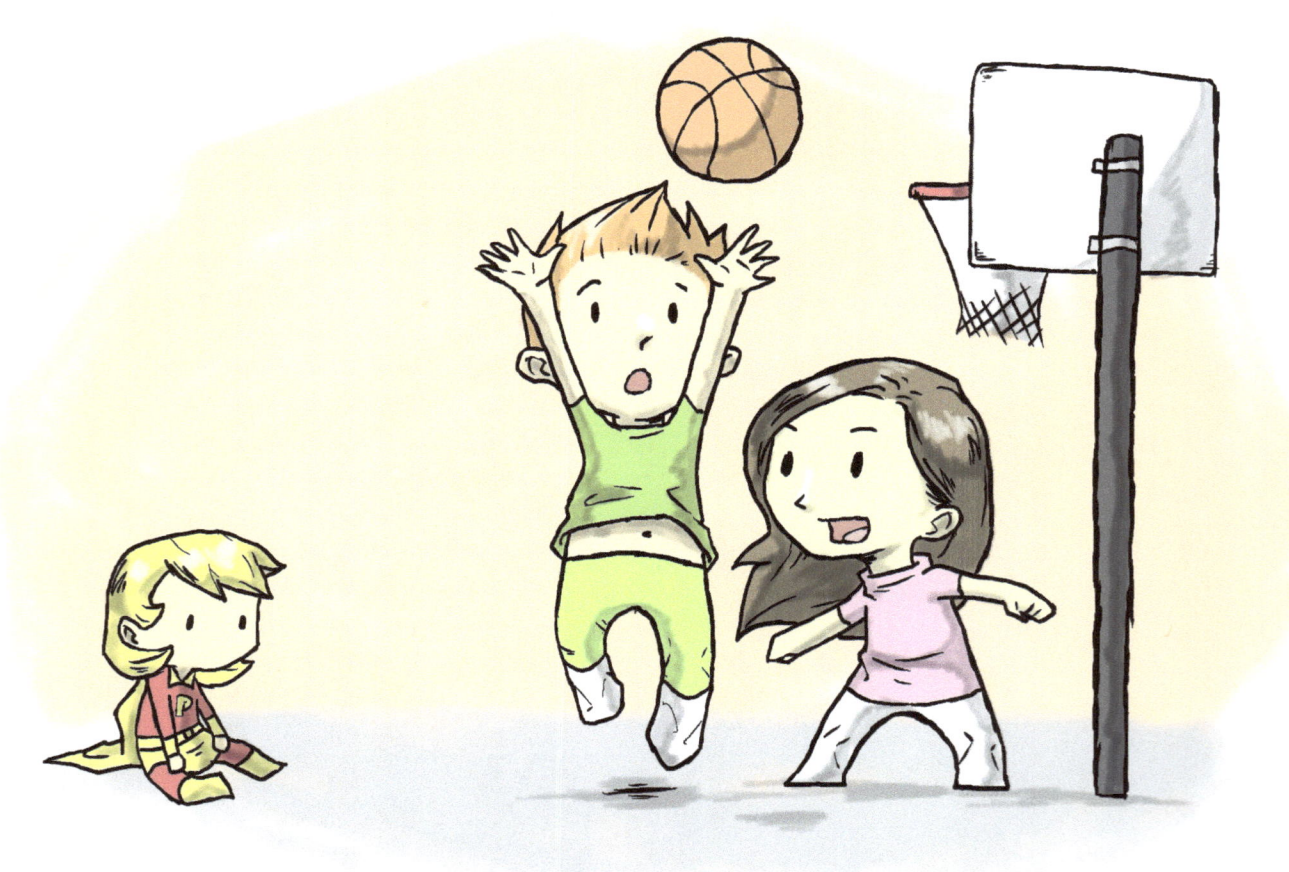

Altre volte non riesco a tenere il passo dei miei amici quando stanno giocando.

Ogni volta mi ammalo di più,
e con più facilità, di mio fratello.

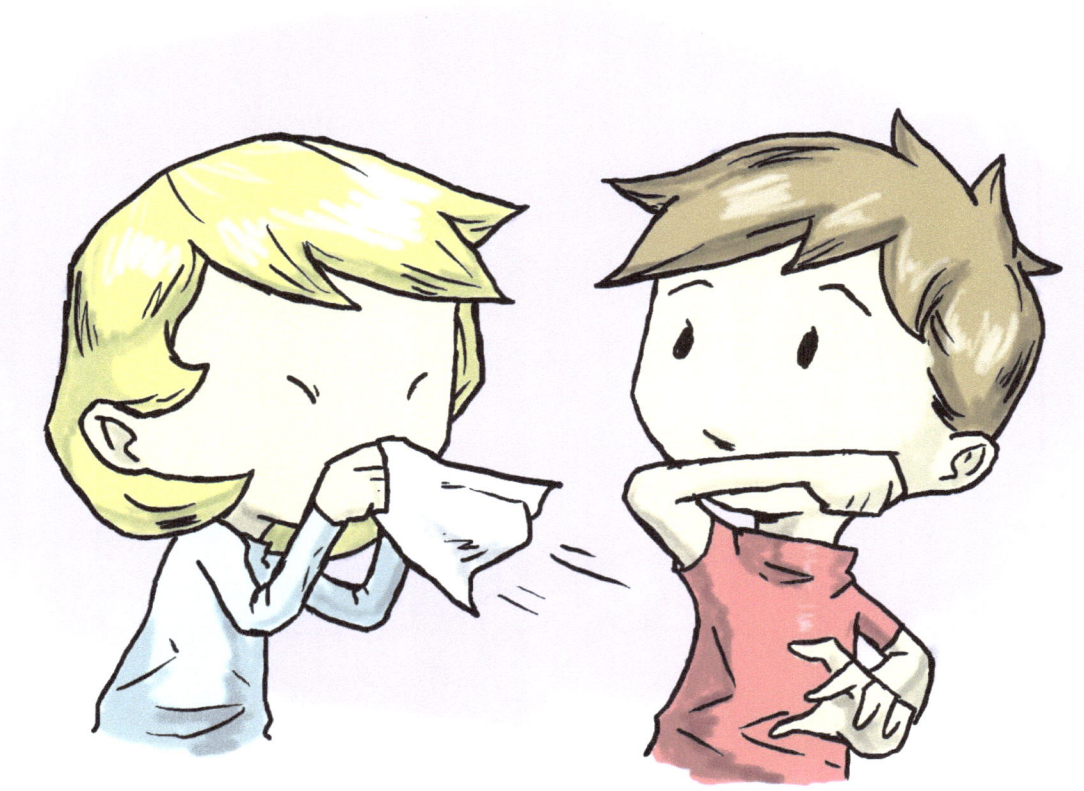

Avere la malattia di Pompe è dura alle volte. Ma avere i miei superpoteri aiuta!

Quando è difficile per qualcuno capire le mie parole, uso i miei poteri per trovare nuovi modi per esprimermi.

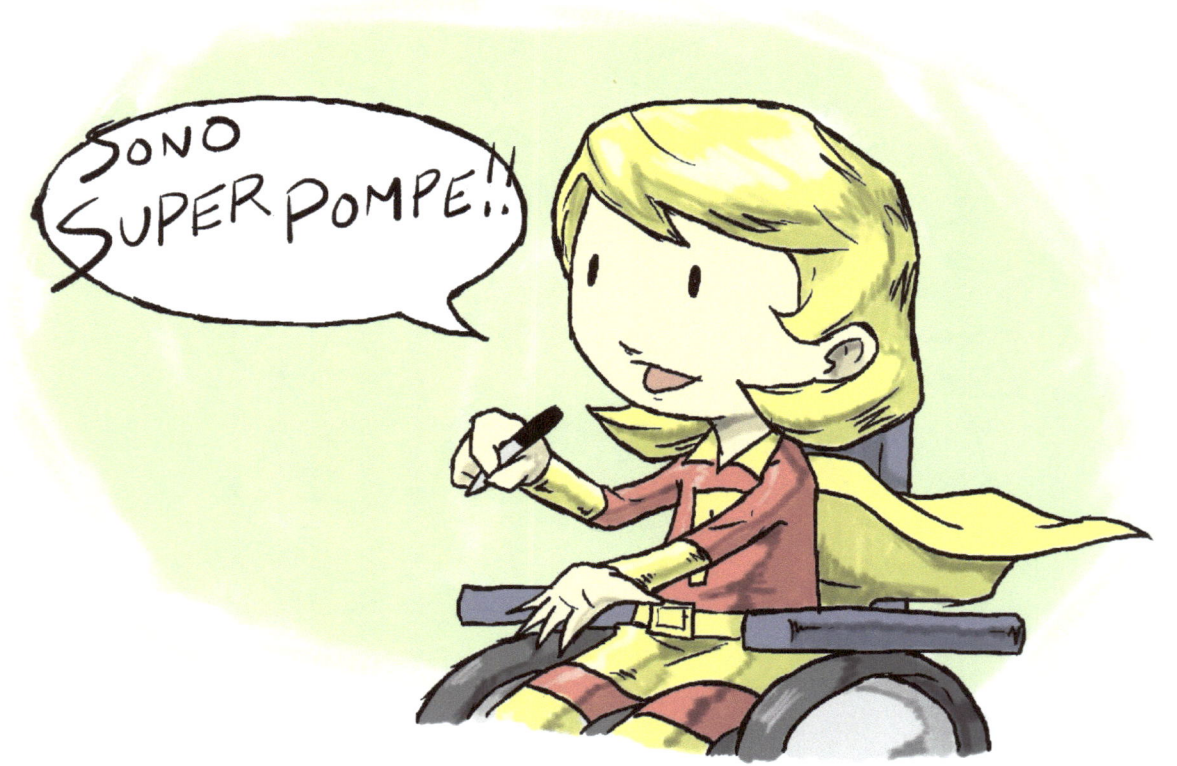

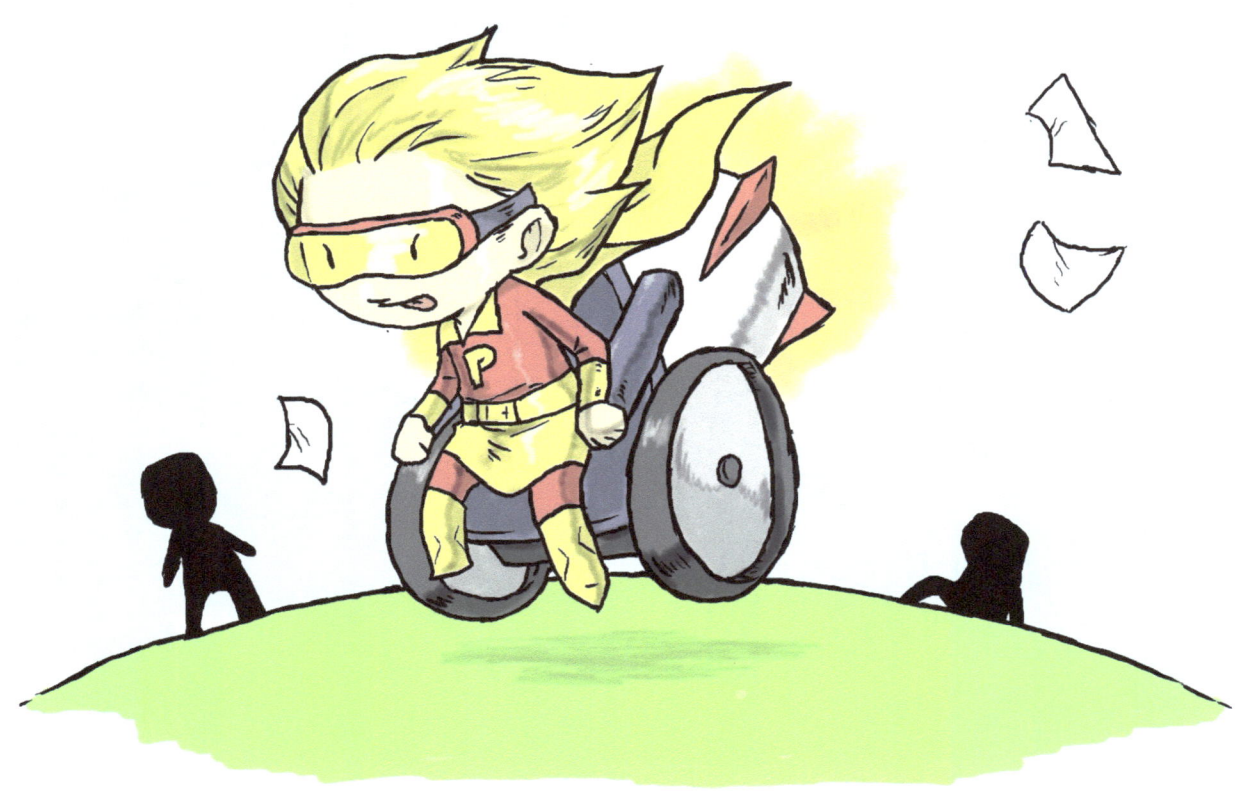

Quando non posso correre, uso i miei poteri per trovare nuovi modi per non restare indietro.

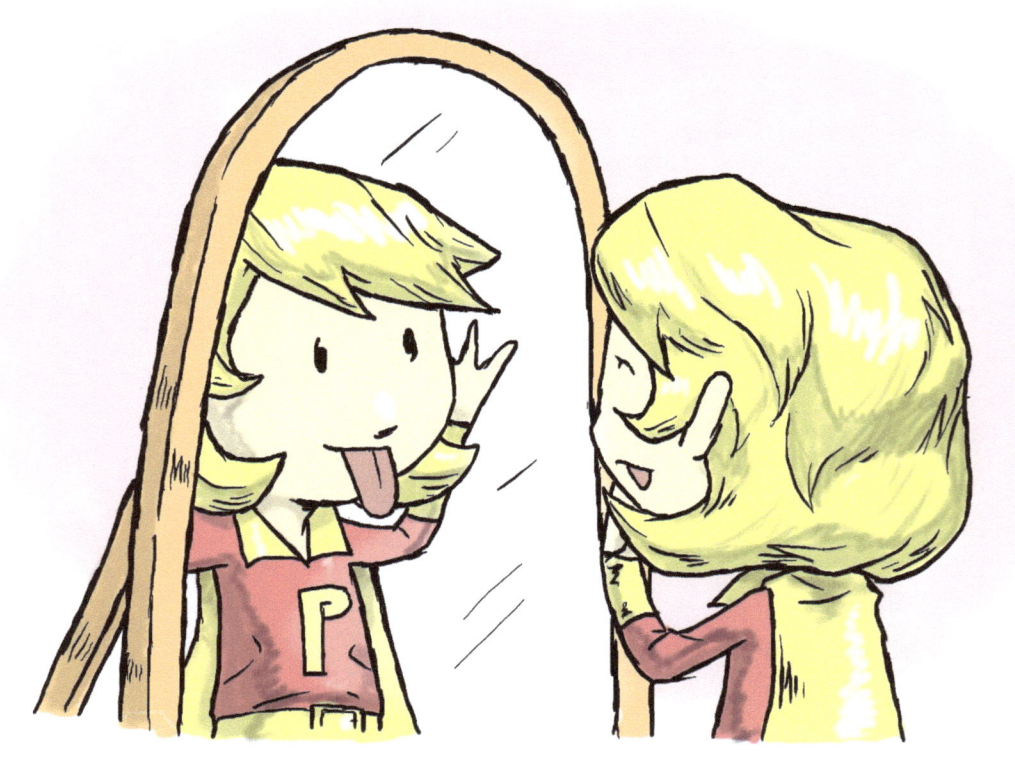

Quando mi sento triste, uso i miei poteri per tirarmi su. Uso questi stessi poteri per aiutare i miei amici, la mia famiglia e anche gli estranei.

Ci sono altri super bambini che hanno la malattia di Pompe. Ciascuno di loro ha i propri superpoteri.

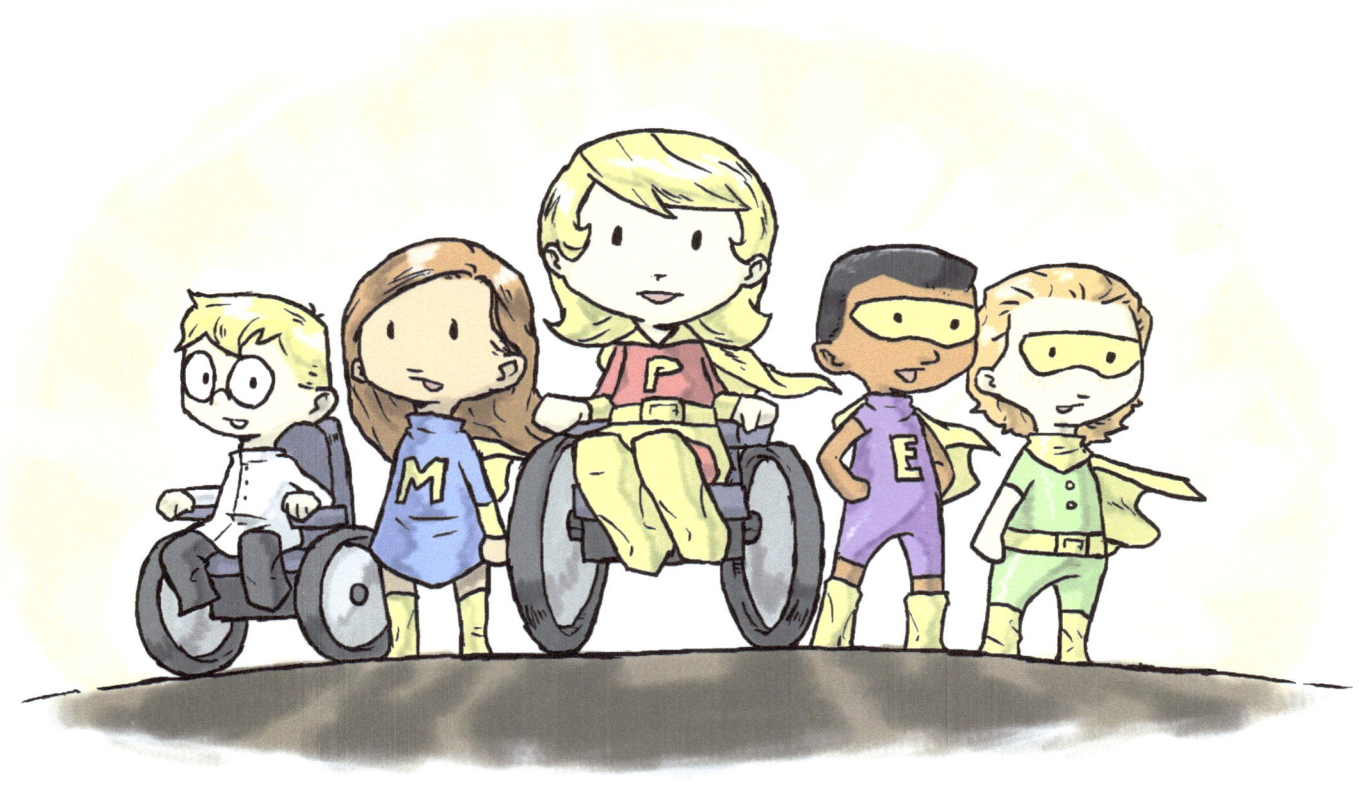

Il mio amico Francesco ha il potere di far felice la gente.

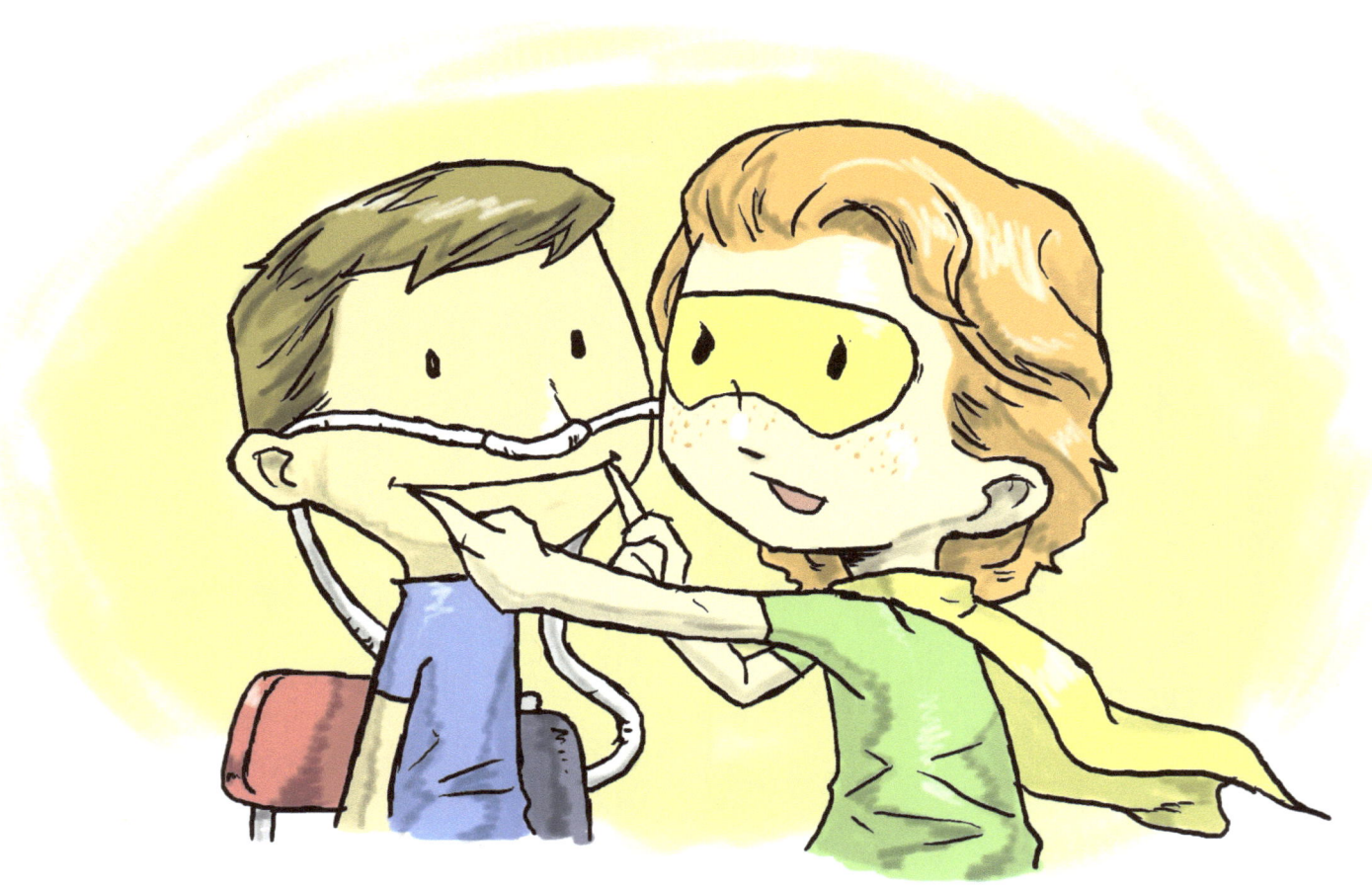

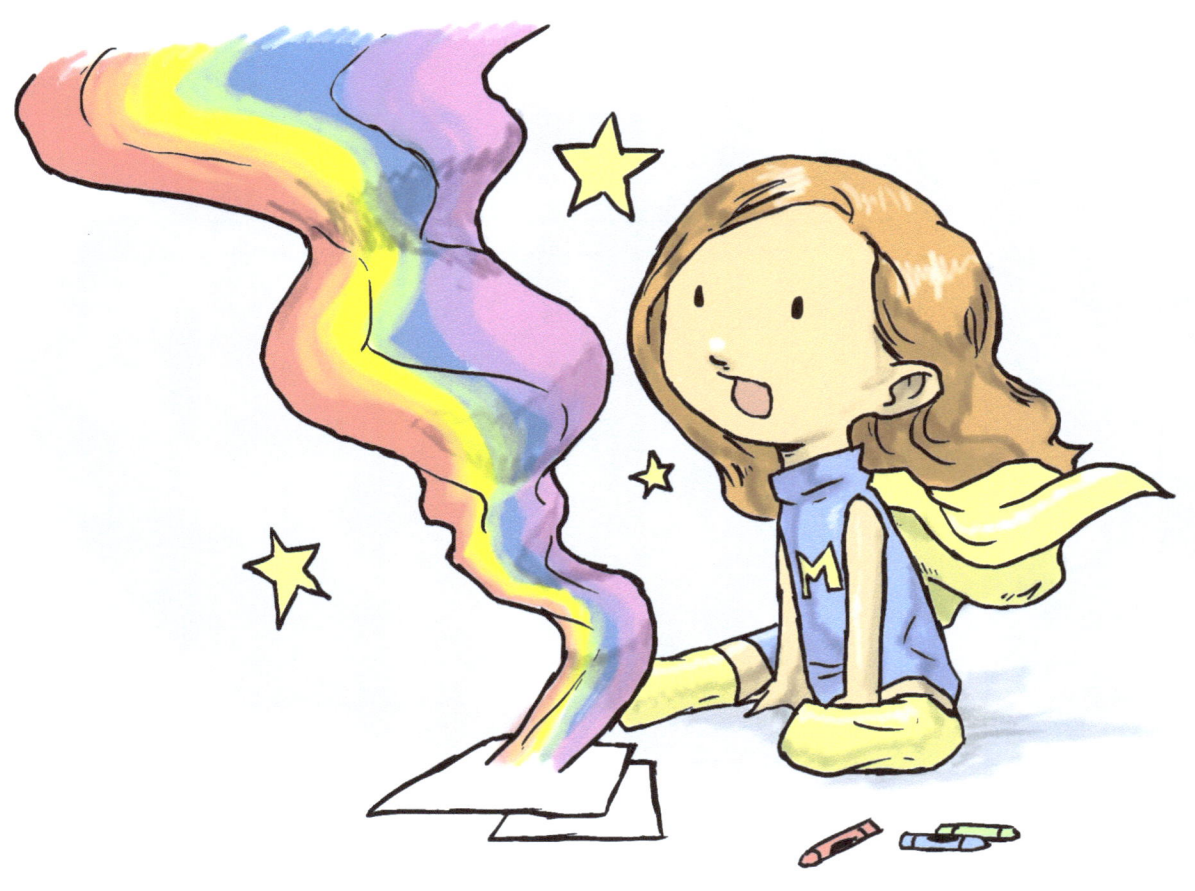

La mia amica Sofia ha il potere
di *far succedere le cose*!

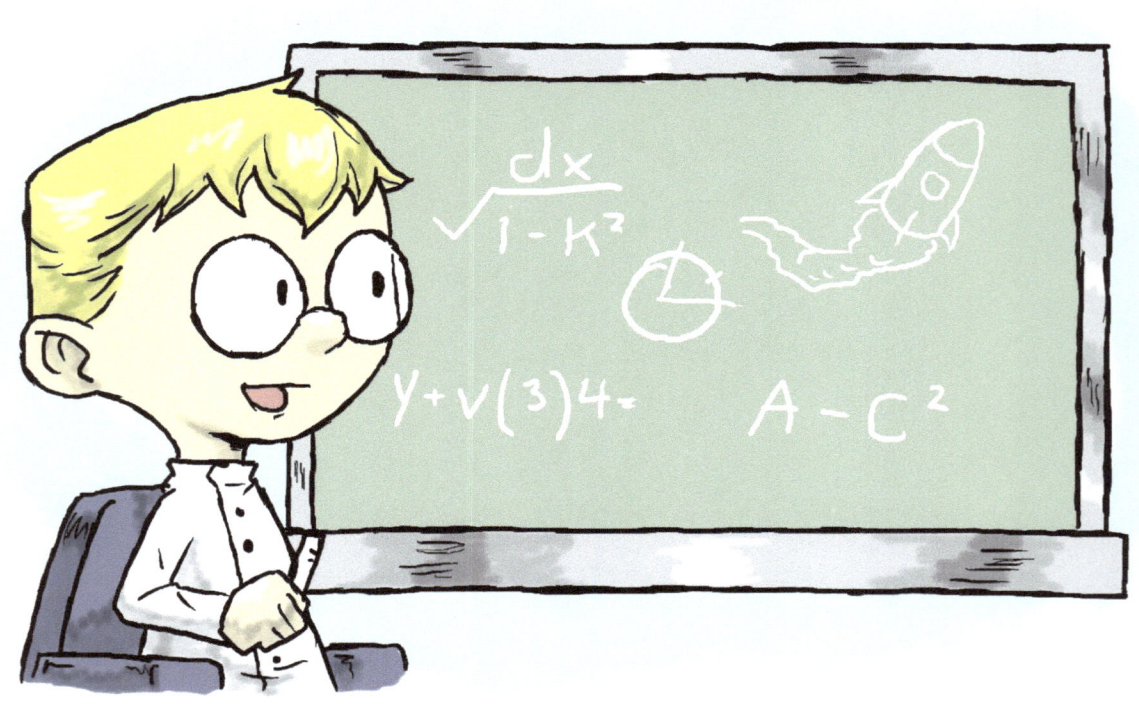

Il mio amico Giovanni può trovare soluzioni ai problemi più complessi.

Il mio amico Luca è così coraggioso da affrontare 100 leoni!

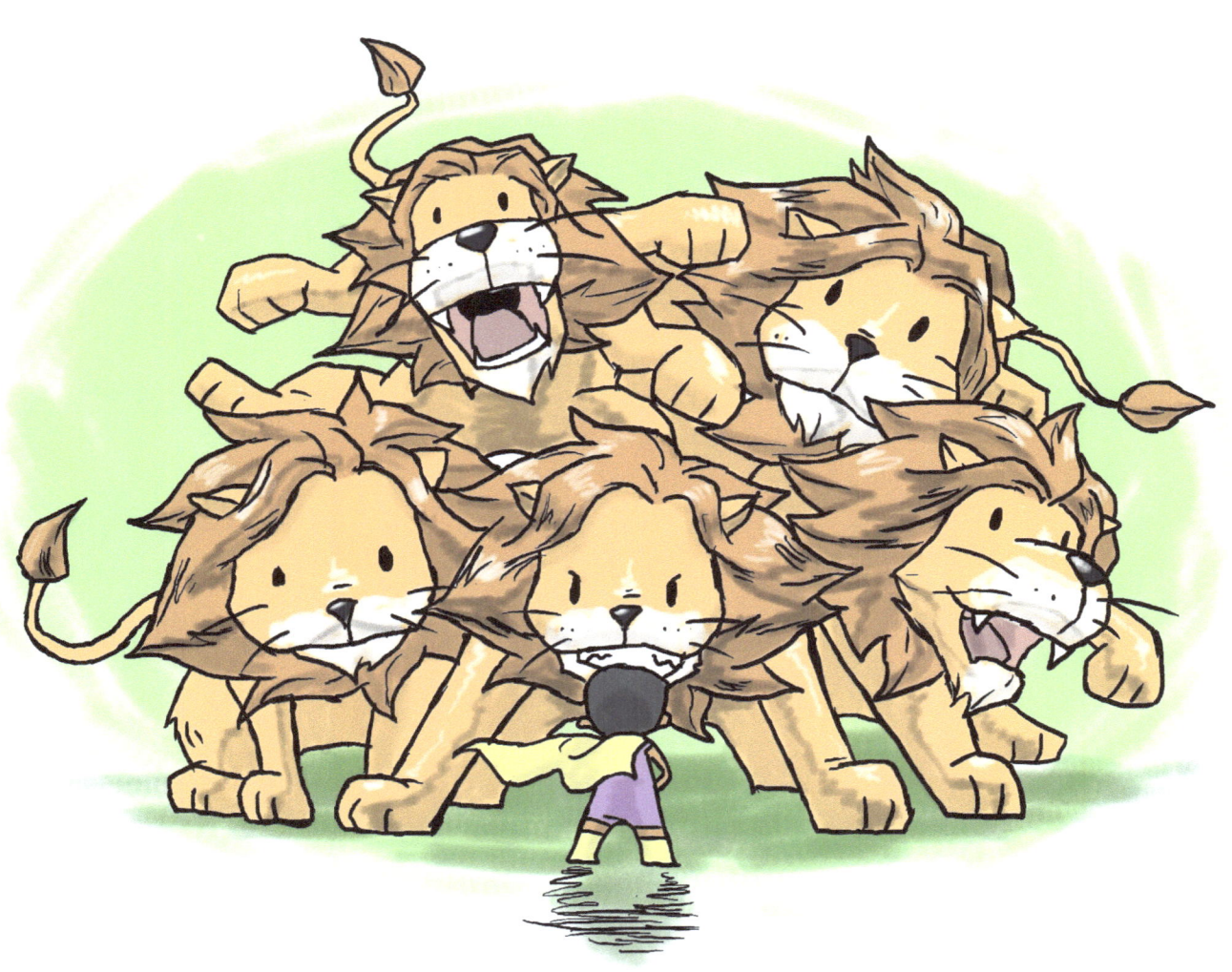

I nostri superpoteri derivano da qualcosa di speciale.

Non si tratta di spinaci o di una cintura tattica!

È una *medicina speciale*.

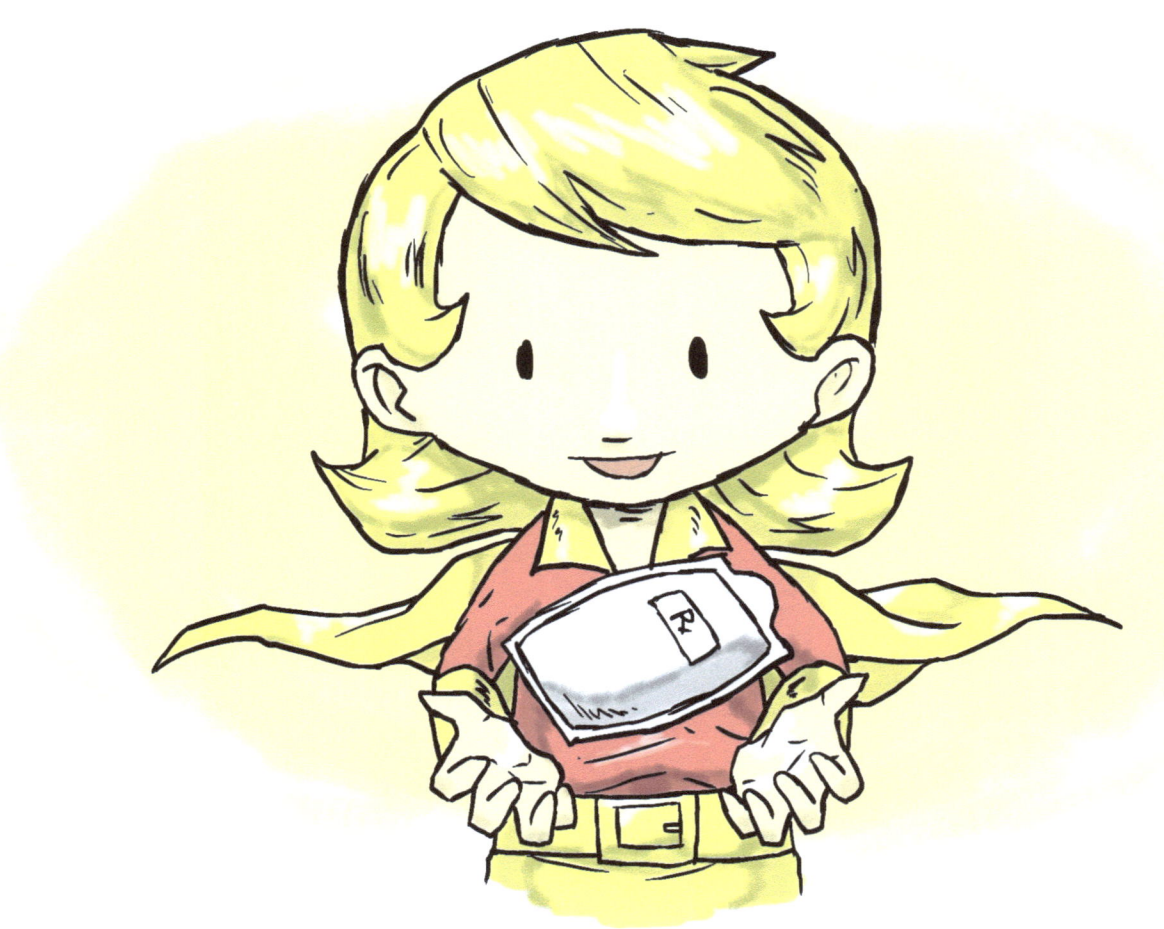

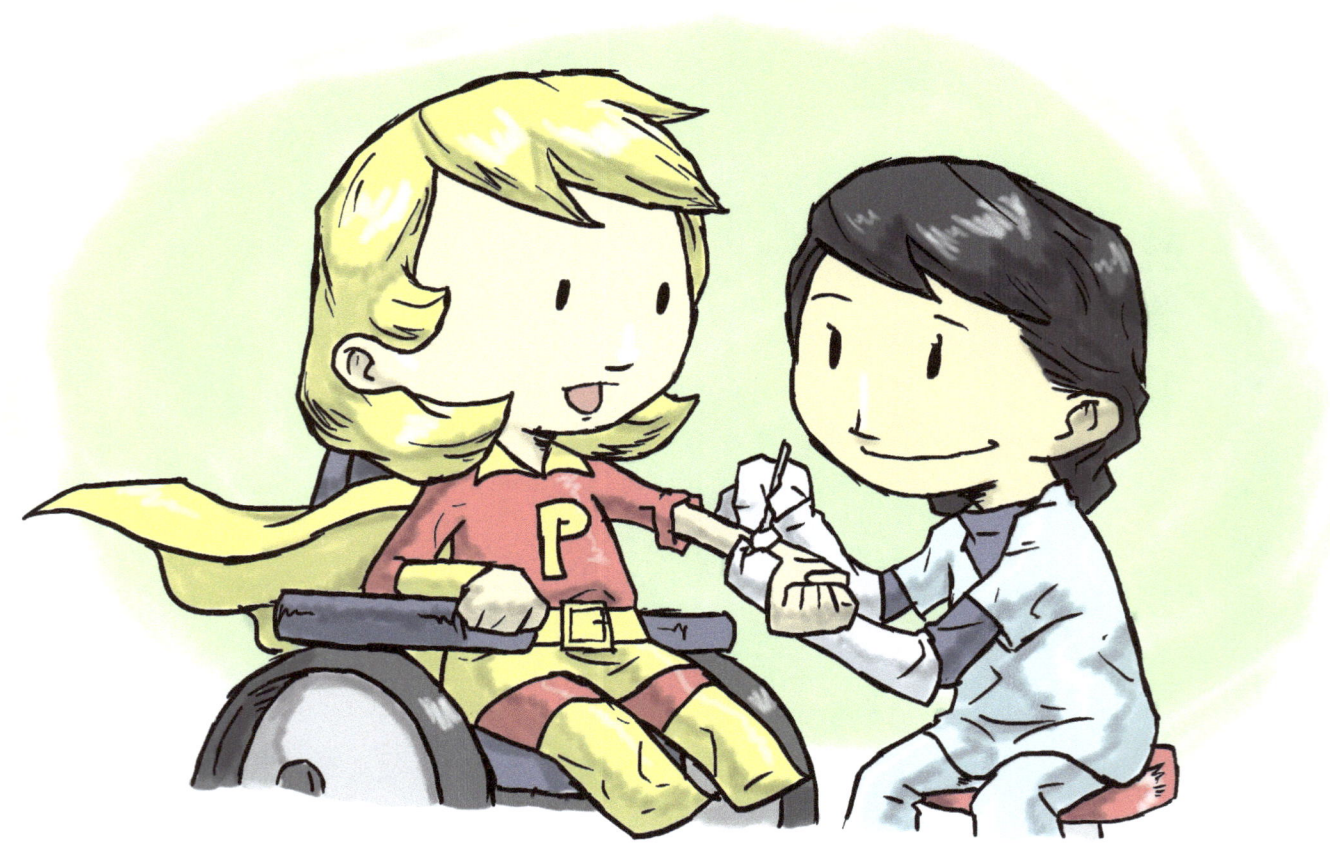

Questa medicina è *un'infusione* che devo fare due volte al mese. L'infusione ricorda al mio corpo come eliminare le schifezze dalle mie *cellule*.

Prima di farmi l'infusione, l'infermiera mette una speciale crema "nessun-dolore" nel punto in cui mi darà la medicina.

Poi usa un ago che assomiglia a una piccola cannuccia sottile per mettere la medicina nel mio corpo. L'ago non fa male perché c'è la crema "nessun-dolore".

La sottile cannuccia è agganciata ad un tubo e al mio sacchettino di medicina.

Una piccola macchina sposta la medicina dal sacchetto, attraverso il tubo e la cannuccia, fin dentro di me!

Qualche volta devo essere davvero coraggiosa come il mio amico Luca quando si comincia l'infusione, ma mi basta ricordare che della medicina speciale ne ho proprio bisogno perché i miei geni GAA non riescono a fare il lavoro da soli.

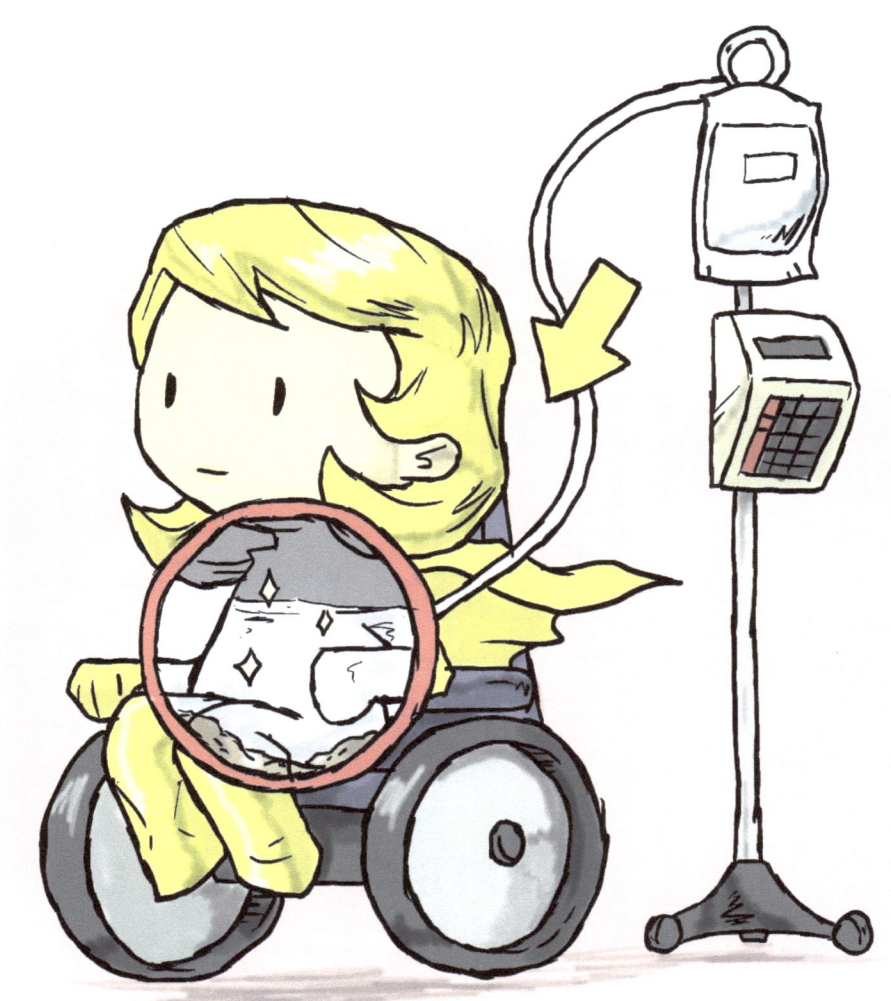

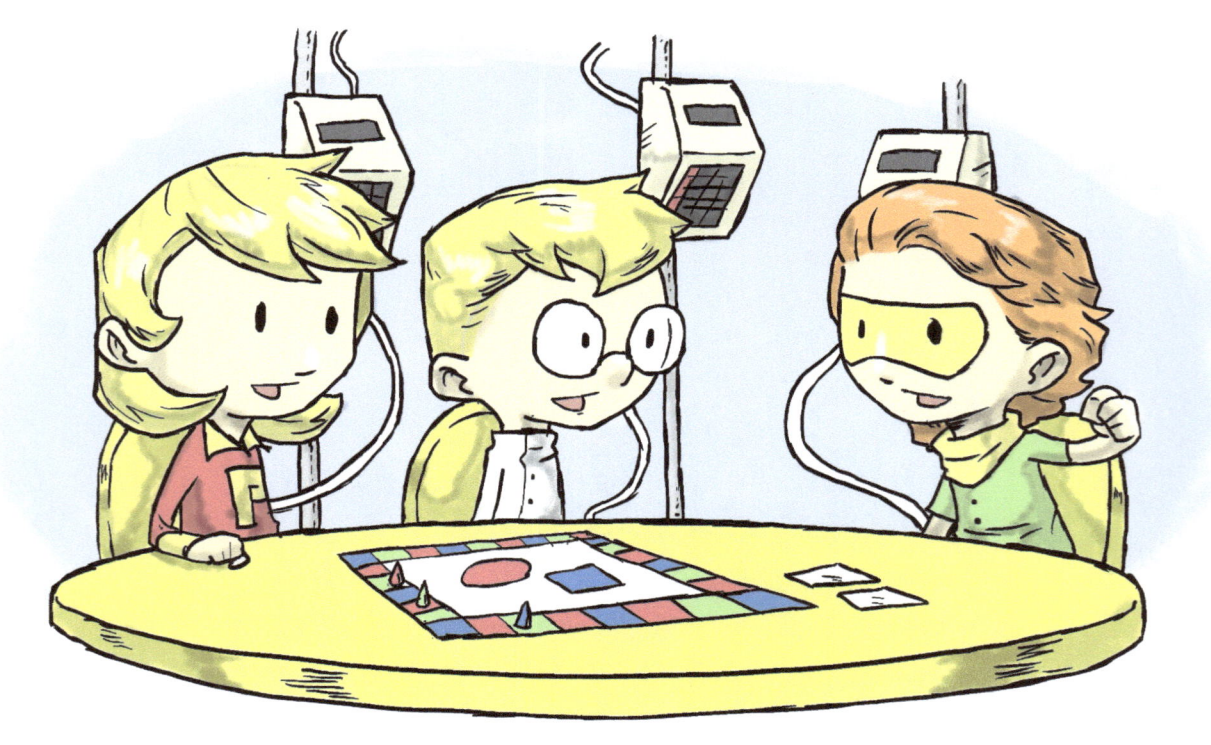

Qualche volta faccio l'infusione al centro con i miei amici. È divertente, perché possiamo giocare tutti insieme. E loro hanno bei film e videogiochi!

Al centro per le infusioni, incontro le persone
speciali della mia vita: i dottori, le infermiere,
i consulenti genetici che si prendono cura di me
e mi aiutano a conoscere meglio
la malattia di Pompe.

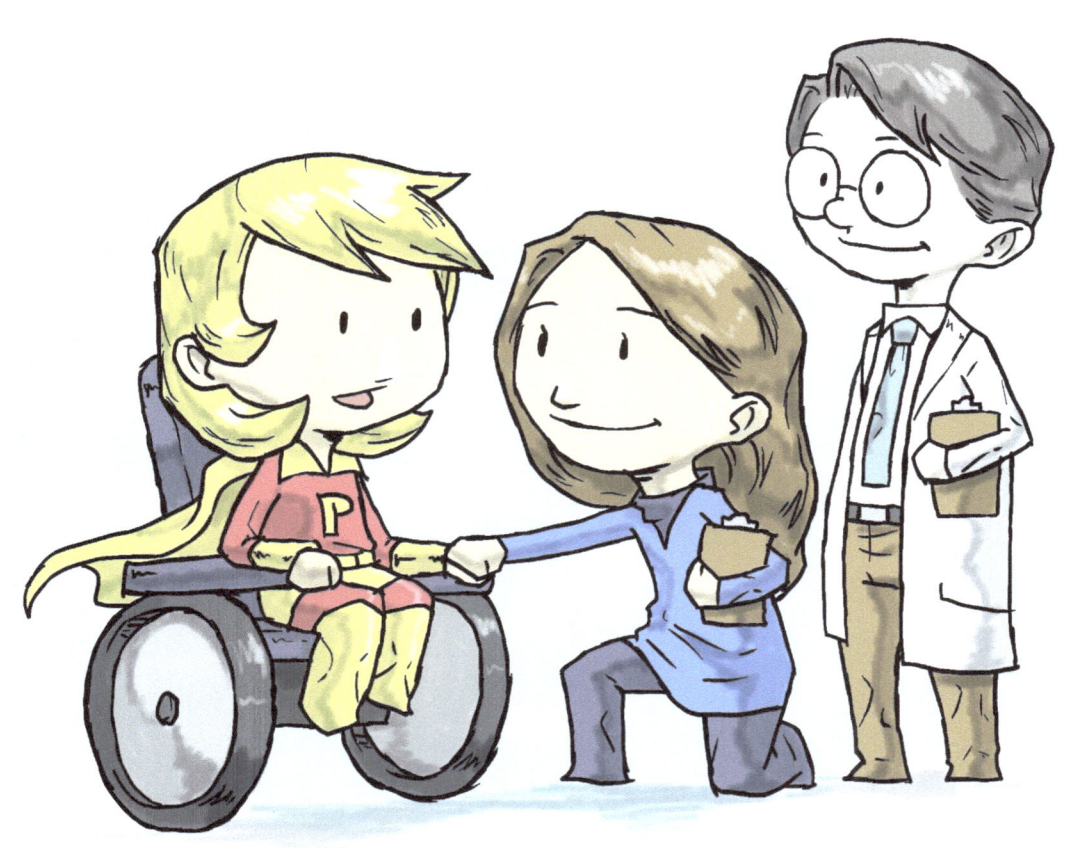

Mi piacerebbe fare le infusioni a casa giocando nella mia stanza, ma in Italia al momento non è ancora possibile. Spero che anche io possa prendere la mia medicina a casa quanto prima.

Per ulteriori informazioni chiama AIG Associazione Italiana Glicogenosi al numero 02 - 45703334 o visita il sito www.aig-aig.it.

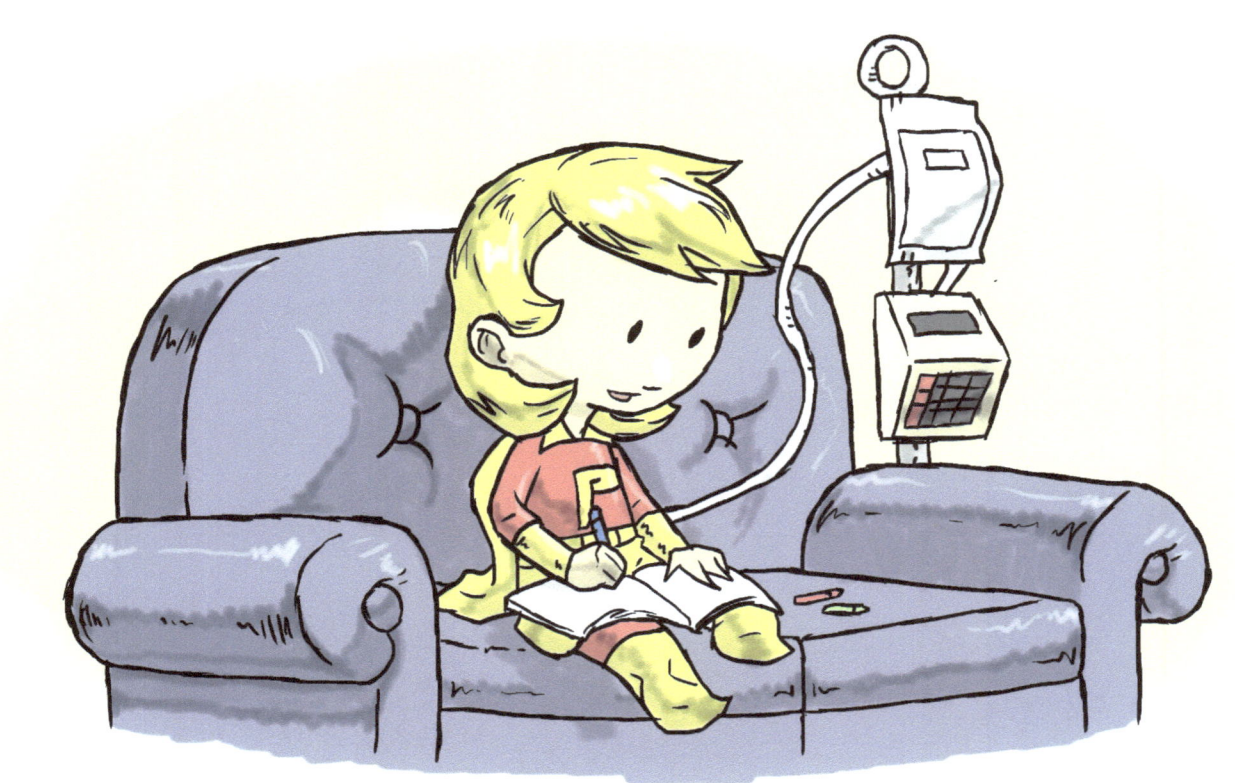

Avere superpoteri mi aiuta ogni giorno, ma la mia cosa preferita è aiutare gli altri a imparare cose nuove, come la malattia di Pompe.

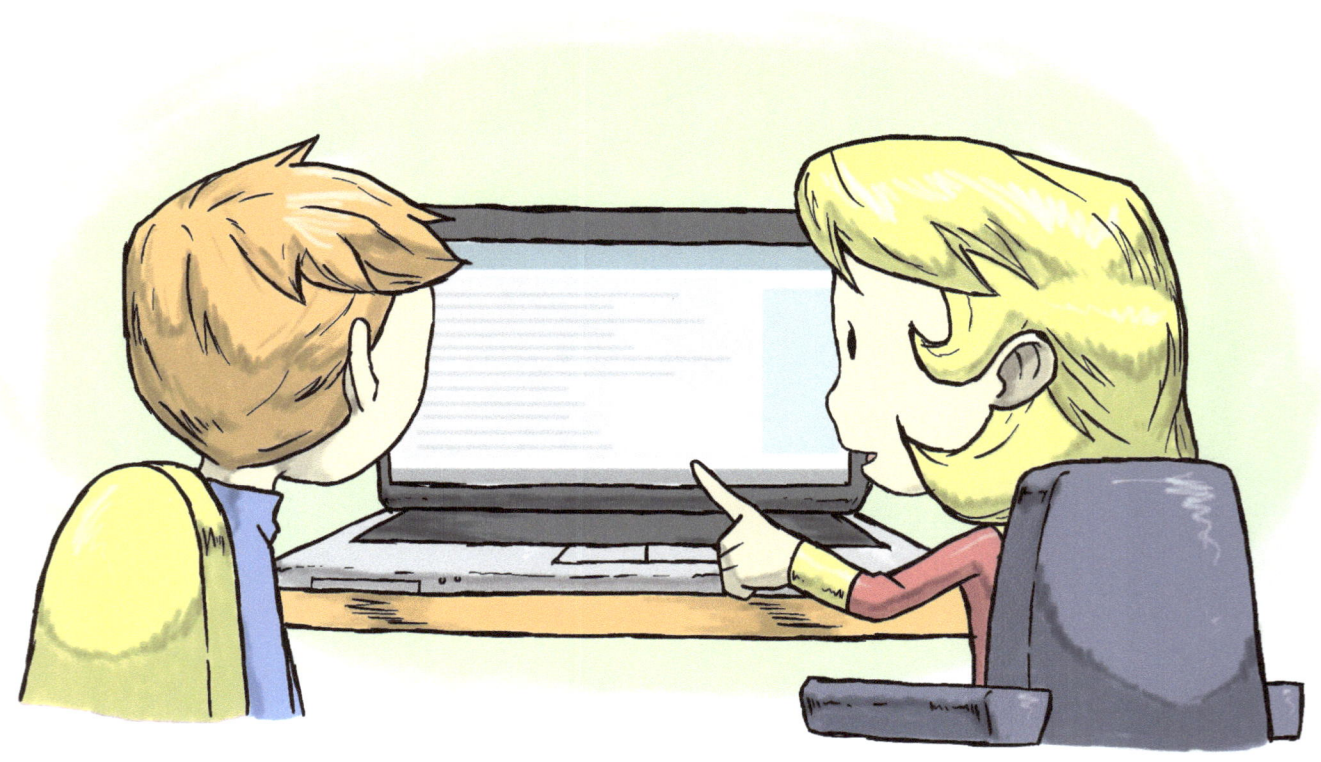

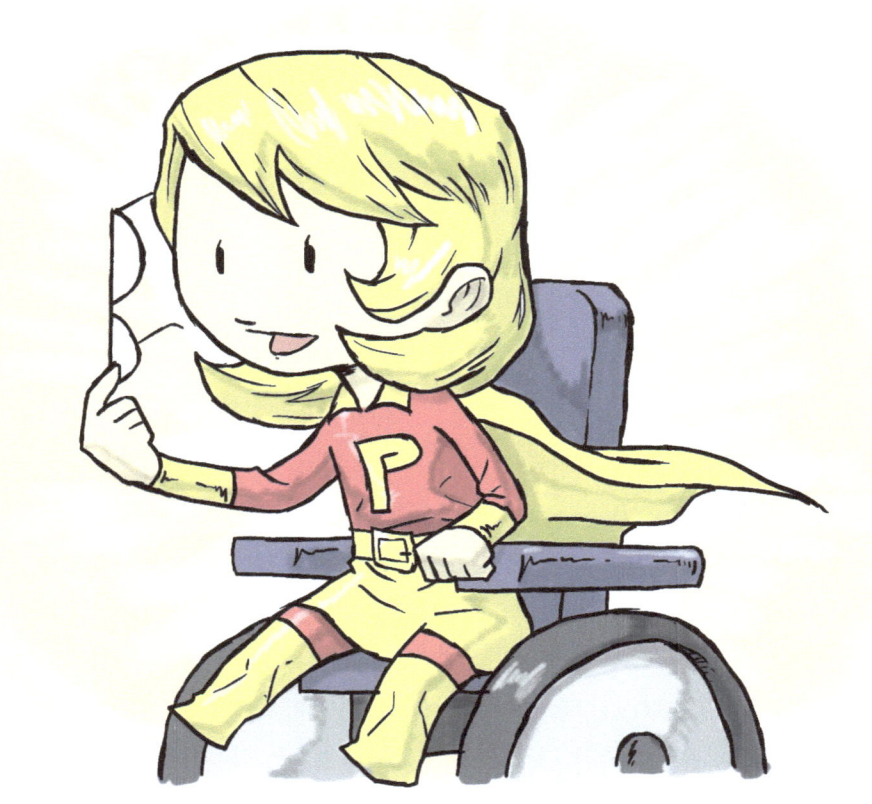

Ricorda, se dovessi aver bisogno di una mano, chiedi in giro. Potresti rimanere sorpreso nello scoprire chi è un supereroe. Tipo me!

Io sono una supereroina e ho la malattia di Pompe.

La storia di Elena supereroina è stata sviluppata per aiutare a spiegare ai bambini i sintomi e il trattamento per la malattia di Pompe (detta anche malattia da deposito di glicogeno di tipo II o da deficit di maltasi acida). I bambini affetti da malattia di Pompe possono avere sintomi ed essere sottoposti a trattamenti diversi da quelli descritti in questo libro.

La malattia di Pompe è un disordine metabolico ereditario causato dall'assenza o dal malfunzionamento di una specifica sostanza chimica o enzima necessario alla scomposizione delle molecole di zucchero chiamate glicogeno. Il glicogeno è un carboidrato che si trova in molti tipi diversi di cellule, come quelle del fegato e del cuore. Quando il glicogeno non è scomposto, viene accumulato nelle cellule di tutto il corpo all'interno dei lisosomi. I muscoli del corpo ne sono particolarmente colpiti. Il risultato è un progressivo danno cellulare che colpisce le capacità motorie, la forza, il funzionamento degli organi e sistemico.

Alcuni individui con la malattia di Pompe ne sono affetti fin dalla nascita; altri non ne sono colpiti in modo grave fino all'infanzia o all'età adulta. La forma adulta della malattia di Pompe è spesso chiamata deficit da maltasi acida. Tutte le forme di malattia di Pompe sono disordini progressivi multisistemici con caratteristiche che si distribuiscono come un continuum da lievi a severe.

La malattia di Pompe ad esordio infantile

La forma infantile della malattia di Pompe è grave e si manifesta nei primi mesi di vita. Il rapido sviluppo delle problematiche legate alla malattia di Pompe deriva dalla completa o quasi completa assenza di alfa-glucosidasi (GAA). Circa un terzo degli individui affetti da malattia di Pompe presenta la forma infantile.

I sintomi possono comprendere:

- Alimentazione limitata
- Mancato accrescimento (incapacità di aumentare in peso ed altezza al ritmo normale)
- Debolezza muscolare
- Basso tono muscolare (ipotonia)
- Riflessi ipovalidi o assenti
- Problemi respiratori
- Incapacità di controllo del capo
- Difficoltà di deglutizione
- Lingua ingrossata (macroglossia)
- Ipertrofia epatica
- Ipertrofia cardiaca

Alcuni bambini presentano la forma giovanile della malattia di Pompe, con sintomi che compaiono più avanti nell'infanzia. Nelle forme giovanili, i primi sintomi possono comprendere debolezza muscolare e problemi respiratori, ma non l'ipertrofia cardiaca.

La malattia di Pompe a esordio tardivo

La malattia di Pompe a esordio tardivo (anche detta deficit di maltasi acida o forma adulta di malattia di Pompe) si manifesta tipicamente in adolescenza o in età adulta.

I sintomi di questa forma sono sovrapponibili a quelli della forma giovanile e includono:

- Lenta, progressiva debolezza muscolare, specialmente ad arti inferiori e tronco, compresa la muscolatura respiratoria
- Difficoltà a camminare
- Difficoltà a salire le scale
- Difficoltà a sollevare le braccia
- Problemi respiratori, particolarmente in posizione sdraiata
- Affaticabilità
- Curvatura spinale anomala (lordosi lombare e/o scoliosi)

Per ulteriori informazioni sui sintomi o sul trattamento della Malattia di Pompe, si prega di contattare l'Emory Lysosomal Storage Disease Center all'indirizzo 800-200-1524 o visita il nostro sito all'indirizzo http://genetics.emory.edu/LSD.

Link utili per maggiori informazioni sulla malattia di Pompe

AIG – Associazione Italiana Glicogenosi
Telefono: 02 4570 3334
www. www.aig-aig.it

Acid Maltase Deficiency Association (AMDA)
Telefono: (210) 494-6144 or (210) 490-7161
www.amda-pompe.org

Association for Glycogen Storage Disease
http://www.agsdus.org/

United Pompe Foundation
http://www.unitedpompe.com

Muscular Dystrophy Association (MDA)
http://www.mdausa.org/

National Organization for Rare Disorders, Inc. (NORD)
http://www.rarediseases.org/

National Society of Genetic Counselors
http://www.nsgc.org/

Genetic Alliance
http://www.geneticalliance.org/

Clinical Trials.gov--Information on research
http://clinicaltrials.gov/search/term=Pompe%20

Disease Office of Rare Diseases
http://rarediseases.info.nih.gov

Pompe Community (Genzyme Therapeutics)
http://www.pompe.com/patient/pc_eng_pt_main.asp

Collaboratori

Dawn Laney e Eleanor Botha sono consulenti genetici e coordinatori di ricerca presso il Centro di malattie da accumulo lisosomiale di Emory. Lavorano a stretto contatto con i supereroi e le loro famiglie colpite da malattie da accumulo lisosomiale come la malattia di Pompe.

Jennifer Propst è una consulente genetica presso la Virginia Commonwealth University, dove visita pazienti con disordini genetici tra cui la malattia di Pompe.

Michael Johnson è un illustratore e artista grafico che vive ad Atlanta, in Georgia. Si è laureato alla Georgia State University. In precedenza, ha studiato presso l'Art Institute di Atlanta seguendo il corso di Game Art and Design. Ha realizzato le illustrazioni di diversi libri per bambini relativi a condizioni genetiche, tra cui *Joe Learn About Fabry Disease* e *My Brother, MPS and Me!*.

Il Centro di malattie da accumulo lisosomiale di Emory ad Atlanta, Georgia fornisce servizi di diagnosi, valutazione, gestione e trattamento per i pazienti che vengono da tutti gli Stati Uniti. L'obiettivo del Centro è quello di rimanere all'avanguardia nella ricerca e nel trattamento, fornendo un'assistenza completa e compassionevole a tutti i nostri pazienti affetti da disturbi da accumulo lisosomiale come la malattia di Pompe.

Per parlare con un membro del nostro team LSD, vi preghiamo di chiamare ai seguenti numeri telefonici 404-778-8565 o 800-200-1524. (numeri statunitensi)

Per ricevere ulteriori informazioni, ti invitiamo a visitare anche il nostro sito all'indirizzo http://genetics.emory.edu/patient-care/lysosomal-storage-disease-center e per l'Italia ti invitiamoa contattare AIG Associazione Italiana Glicogenosi chiamando al numero 02-45703334 o visitando il sito www.aig-aig.it.

Pagine da colorare

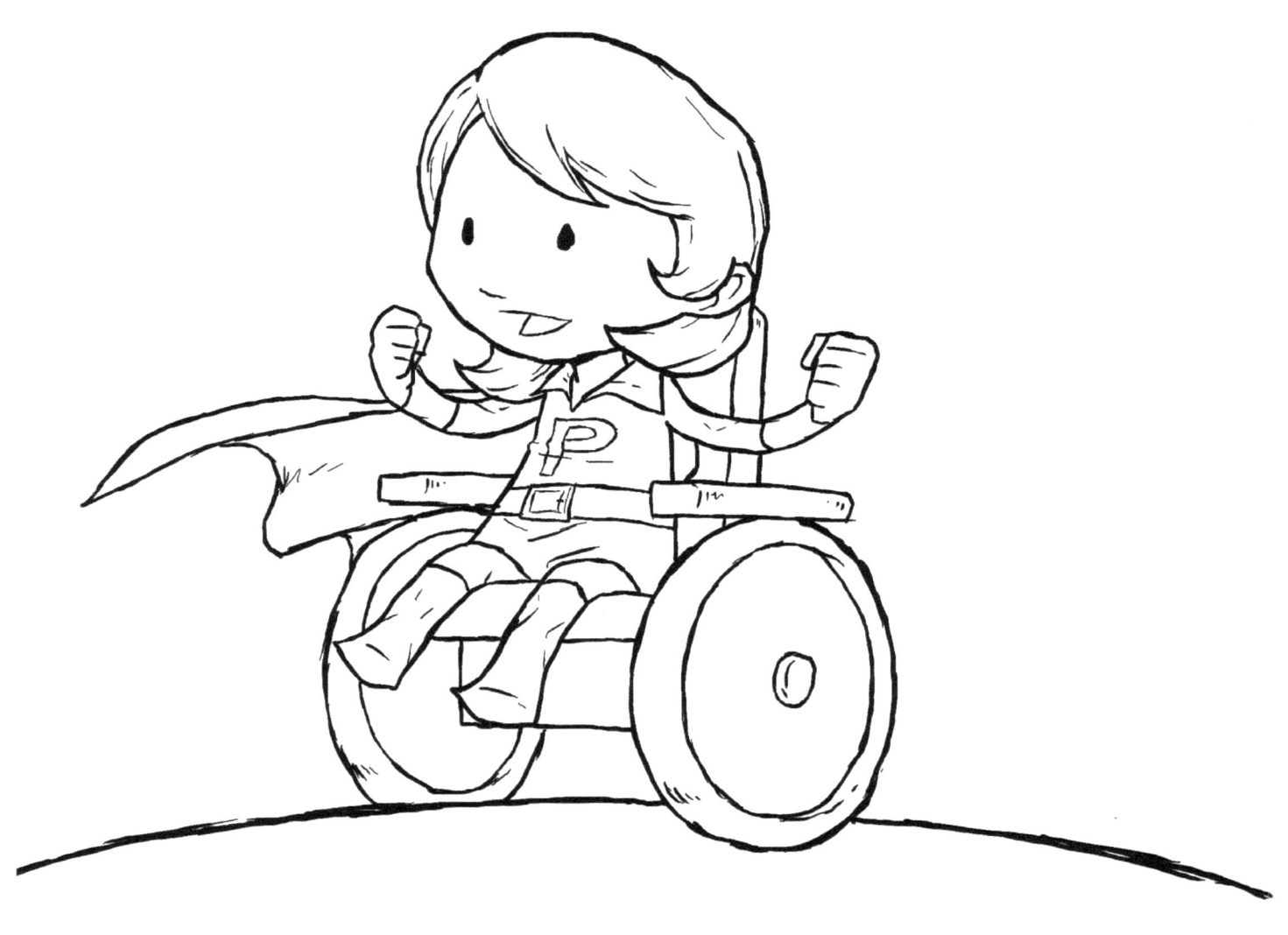

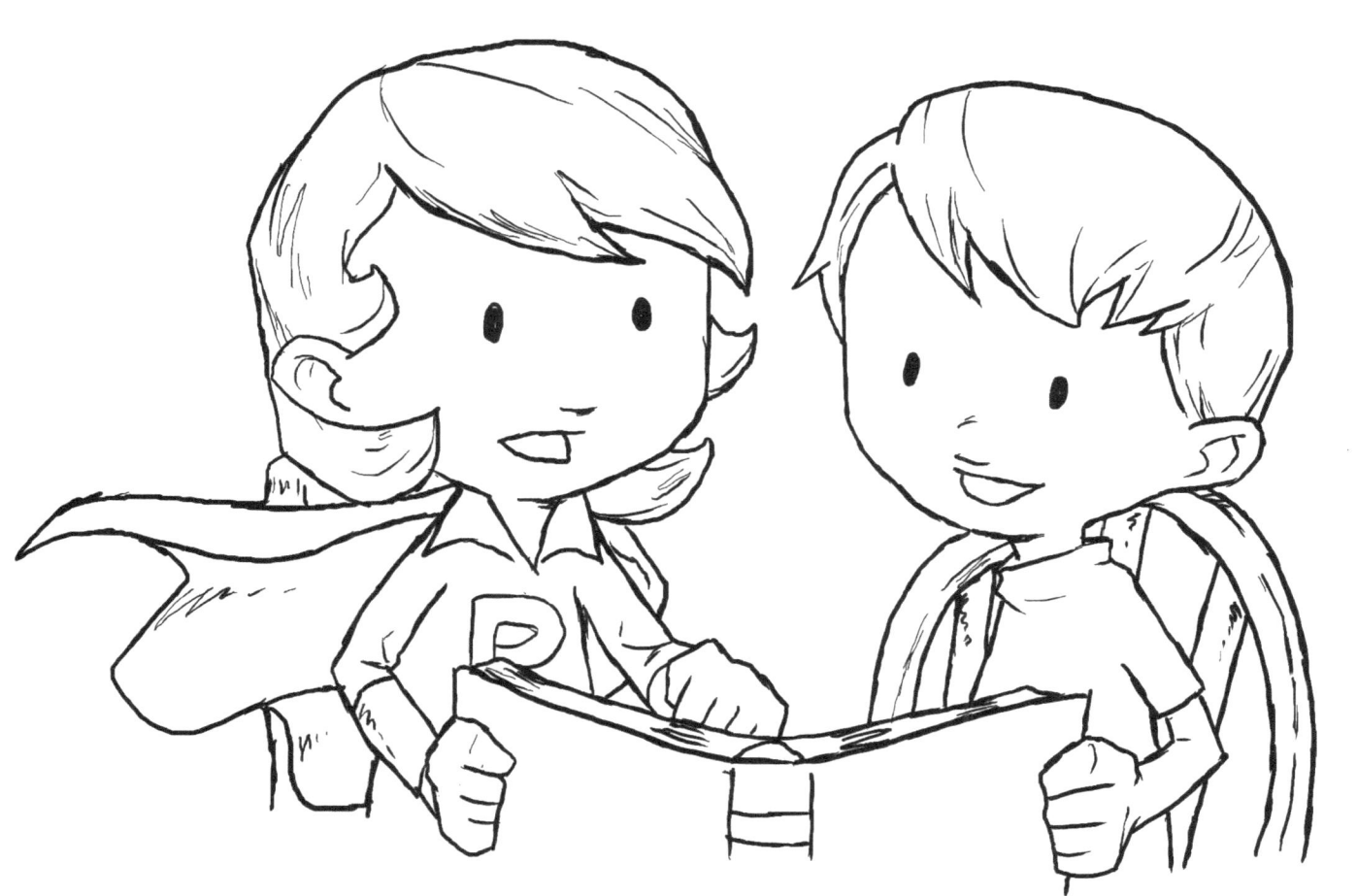

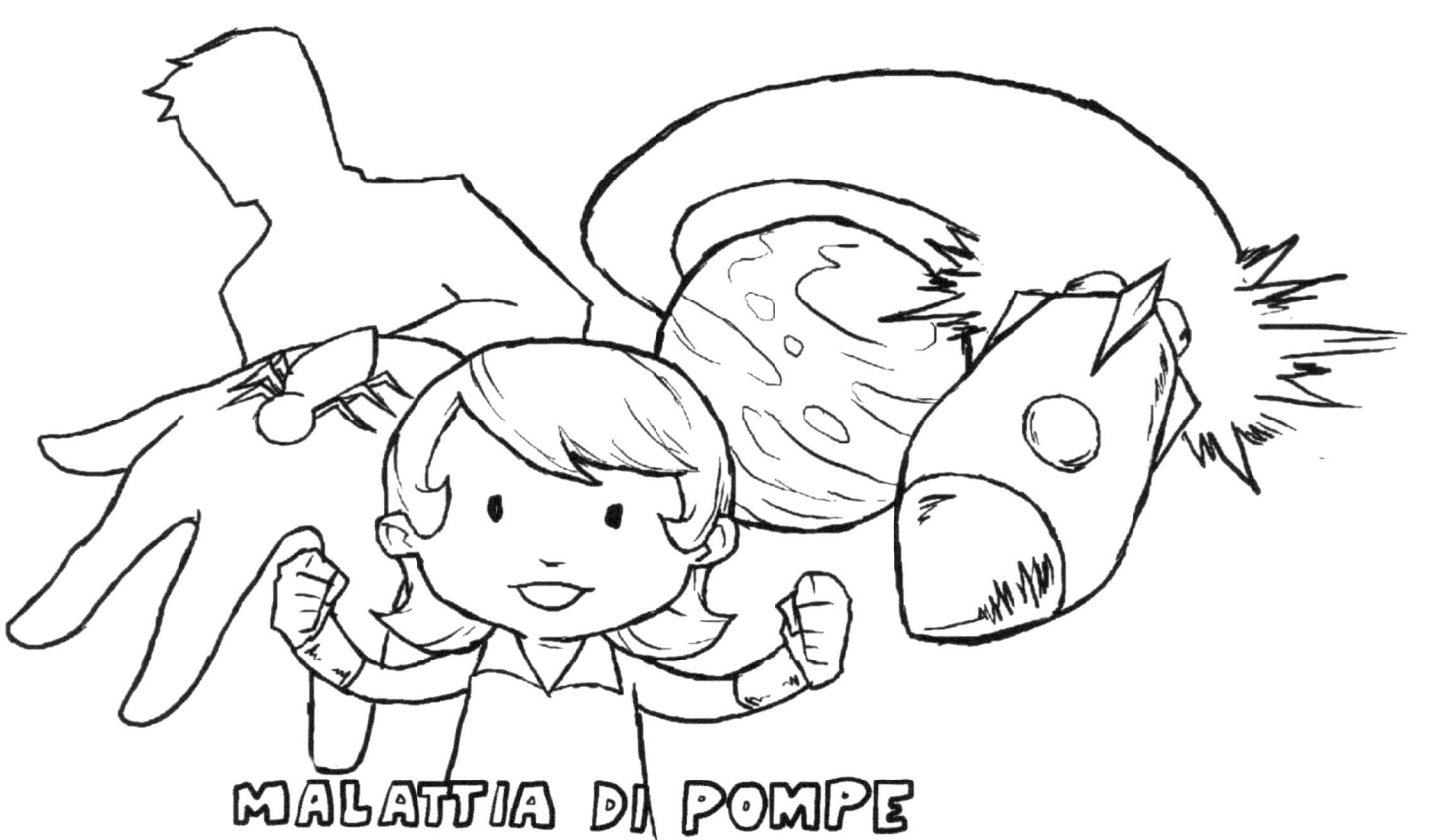

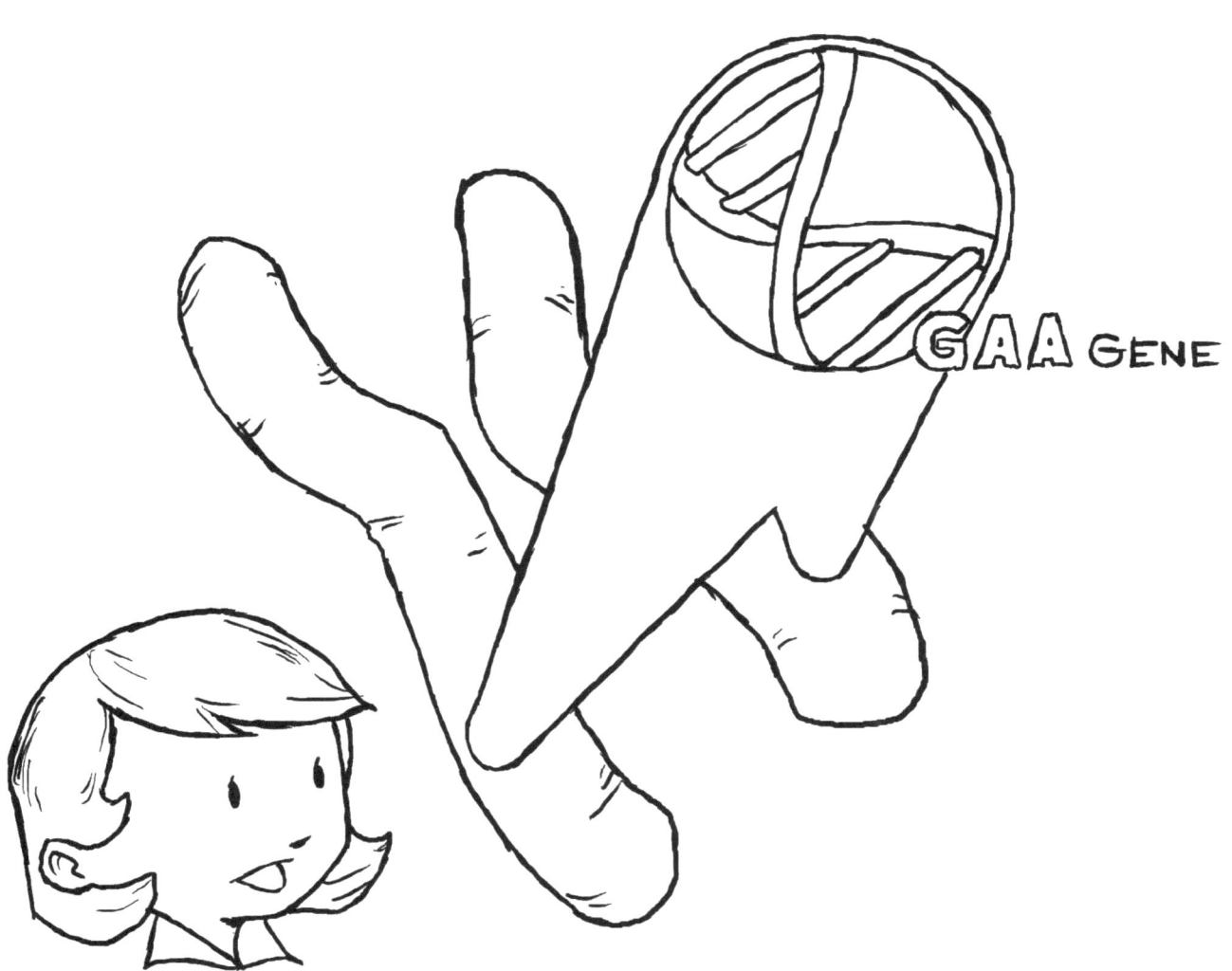